Tan
Akupunktur & Co

„Das Gute wacht in uns."
(Laozi, chinesischer Philosoph, 4.–3. Jh. v. Chr.)

Dr. med. Linda Hong Choon Tan

Akupunktur & Co:
Traditionelle Chinesische Medizin schnell erklärt

- Antworten auf die 100 wichtigsten Fragen aus der Praxis

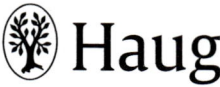 Haug

Bibliografische Information der Deutschen Bibliothek
Die Deutsche Bibliothek verzeichnet diese Publikation in der Deutschen Nationalbibliografie;
detaillierte bibliografische Daten sind im Internet über
http://dnb.ddb.de abrufbar

© 2003 Karl F. Haug Verlag in MVS Medizinverlage Stuttgart GmbH & Co. KG,
Postfach 30 05 04, 70445 Stuttgart

Programmplanung: Dr. Elvira Weißmann-Orzlowski
Bearbeitung: Stefan Vieregg M.A.
Zeichnungen, Abbildungen, Fotos: Thomas Pflaum, AGON, VISUM
Umschlagfoto: Thomas Pflaum, AGON, VISUM
Umschlaggestaltung: CYCLUS · Visuelle Kommunikation, Stuttgart
Satz: IPa, Vaihingen/Enz
Druck und Verarbeitung: Westermann Druck, Zwickau

www.haug-gesundheit.de

ISBN 3-8304-2092-7

1 2 3 4 5

Inhalt

Fragen zur TCM-Ernährungslehre

Fragen zur chinesischen Arzneimitteltherapie

Vorwort

Das Interesse an der chinesischen Medizin, die außerhalb Chinas als die so genannte *Traditionelle Chinesische Medizin* (TCM) bekannt ist, hat in Deutschland in den vergangenen Jahren stark zugenommen. Ähnlich wie in China, wo sich der Patient, sofern die finanziellen und logistischen Möglichkeiten bestehen, zwischen westlicher und traditioneller Medizin entscheiden kann, hat sich auch in Deutschland ein relativ stabiles Schema der Inanspruchnahme bei der Bevölkerung herauskristallisiert. Vor allem Patienten mit chronischen Beschwerden, die bereits seit längerer Zeit konventionell behandelt wurden und aus Sicht der westlichen Medizin als therapieresistent gelten, suchen Hilfe in der TCM. Im Gegensatz zur westlichen Medizin ist die notwendige Forschungspräsenz der TCM, die für den sinnvollen und sicheren Einsatz medizinischer Therapien besonders wichtig ist, jedoch noch sehr jung, nimmt aber kontinuierlich zu. Allein während der vergangenen fünf Jahre wurden durch die Deutsche Ärztegesellschaft für Akupunktur (DÄGfA) 25 wissenschaftliche Untersuchungen finanziell unterstützt. Seit Etablierung des National Center for Complementary and Alternative Medicine am National Institute of Health in den USA im Jahre 1993 besteht in den Vereinigten Staaten im Gegensatz zu Deutschland die Möglichkeit einer relevanten staatlichen Forschungsförderung in diesem Bereich. Für die dauerhafte Integration einer für uns so fremden Medizin wie der chinesischen Medizin ist diese wissenschaftliche Bewertung unerlässlich. Sowohl der unkritische Enthusiasmus einiger Anhänger als auch die Skepsis wenig informierter Kritiker sind dabei hinderlich.

Das vorliegende Buch möchte dem interessierten Leser die Grundzüge des historisch geprägten Gedankengebäudes der chinesischen Medizin in einer laienverständlichen Form näher bringen. Ein besonderes Augenmerk sei in dem Zusammenhang auf die dabei verwendete symbolische und bildhafte Terminologie gerichtet. Die in der Übersetzung aus dem Chinesischen verwendeten Terminologien sind historische Begriffe, wie zum Beispiel die Bezeichnung der so genannten Zang-Fu-Organe Niere, Harnblase, Leber, Gallenblase, Herz, Dünndarm, Lunge, Dickdarm, Magen, Milz-Pankreas, und können sich natürlich nicht mit den aktuellen anatomisch-pathophysiologischen Funktionen einer viel jüngeren westlichen Medizin decken. Sie dürfen deshalb auch nicht mit entsprechenden

Begriffen gleichgesetzt werden, da dies zu Verwirrung führt. Neben der Vermittlung historischer Vorstellungen sollte mit dem vorliegenden kurzen Nachschlagewerk auch ein Überblick über den aktuellen Stand der Forschung vermittelt werden. Besonderes Augenmerk wurde dabei auf Risiken und Nebenwirkungen der in der TCM verwendeten Therapien gelegt. Die vielfach von der Boulevard-Presse vermittelte Vorstellung, bei der TCM handle es sich um eine sanfte und absolut sichere Medizin, trifft in dieser ausschließlichen Form nicht zu. Erwähnenswert bleibt allerdings auch der oftmals hohe Zufriedenheitsgrad, über den in seriösen TCM-Einrichtungen behandelte Patienten berichten.

An der Umsetzung des Buches waren eine Reihe von Mitarbeitern aus unterschiedlichen Berufsgruppen meiner Abteilung „Traditionelle Chinesische Medizin" der Modellklinik „Innere Medizin V, Naturheilkunde und Integrative Medizin" am Knappschaftskrankenhaus der Kliniken Essen-Mitte beteiligt. So arbeiteten neben wissenschaftlich ausgebildeten westlichen Ärzten und Ärzten für Traditionelle Chinesische Medizin auch Sinologen und eine Sportpädagogin mit Ausbildung zur Qi-Gong-Lehrerin mit. Im Einzelnen waren dies neben der Herausgeberin Frau Dr. med. Linda Tan die Ärzte für westliche Medizin mit der Spezialisierung TCM Herr Dr. med. Thomas Rampp und Herr Dr. med. Marcus Bäcker. Des Weiteren haben das gute Gelingen des Patientenratgebers sichergestellt Frau Dr. med. Yan Liu als Ärztin für TCM sowie Herr Iven Tao als Arzt für TCM und als Sinologe. Frau Dr. Petra Klose und Frau Karin von Kleist-Dobos danken wir ebenfalls für die sinologischen Hilfestellungen. Unser Dank gilt außerdem Frau Frauke Reese, Sportpädagogin, für den Bereich Qi Gong sowie Frau Doris Hengesbach, Diätassistentin, für den Bereich TCM-Ernährungsmedizin. Das Buch möchte dem interessierten Laien und künftigen Patienten einen schnellen Überblick über die TCM vermitteln, informieren und als Entscheidungshilfe dienen. Es erhebt nicht den Anspruch auf Vollständigkeit. Ich wünsche dem Leser viel Spaß und Vergnügen bei der Lektüre und vor allem viel Gesundheit.

Priv. Doz. Dr. Gustav Dobos
Chefarzt Klinik Innere Medizin V,
Naturheilkunde und Integrative Medizin

Die in Klammern stehenden Zahlen beziehen sich auf das Literaturverzeichnis und nennen Ihnen die Quellen der Informationen (siehe Seite 117 ff).

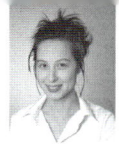

Fragen zur TCM im Allgemeinen

Was bedeutet Traditionelle Chinesische Medizin (TCM)?

Früheste schriftliche Zeugnisse über ein facettenreiches heilkundliches Wissen wurden 1973 in der Provinz Hunan in der 168 v. Chr. geschlossenen Grabstätte von *Mawangdui* als Grabbeigabe entdeckt (29). Neben magischen und dämonologischen Inhalten finden sich in den 15 heilkundlichen Texten Rezeptvorschläge, die von einem „anspruchsvollen pharmazeutischen Wissen" (76) zeugen.

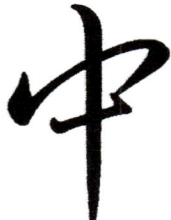 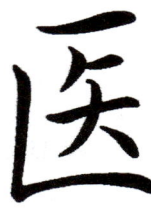

Zhong Yi (= „chinesische Medizin") als Gegenpol zur *Xi Yi* (= „westliche Medizin"). Die chinesischen Schriftzeichen für den im 20. Jahrhundert geprägten Ausdruck „Traditionelle Chinesische Medizin" beinhalten übersetzt das Zeichen *Zhong* (= „Mitte, das Land der Mitte") für „China" und *Yi* für „Medizin".

Über den genauen Ursprung der Akupunktur bestehen international unterschiedliche Meinungen; eine frühe Anwendung von Spitzsteinen, Bambus- und Knochennadeln zur Öffnung von Abszessen oder als Aderlass scheint allerdings plausibel (40). Auch finden sich in dem um 300–100 v. Chr. in China von unbekannten Autoren zusammengetragenen, uns unter dem Namen *Huang Di Nei Jing* (= „Innerer Klassiker des Gelben Kaisers") überlieferten Werk schon genaue Beschreibungen von so genannten Leitbahnen, auf denen Nadelstiche vorzunehmen seien (77), außerdem genaue Anleitungen zur Moxibustion, Schröpfkopfbehandlung, der Zungen- und Pulsdiagnostik. Dieses überlieferte medizinische Wissen hat sich in viele verschiedene Richtungen auf unterschiedlichen Ebenen dynamisch entwickelt.

In der Neuzeit sah sich China allerdings zunehmend mit dem Westen und der von protestantischen Missionaren in großem Umfang eingeführten westli-

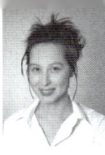
chen Medizin konfrontiert. Die chinesische Medizin wurde im Vergleich zu der westlichen Medizin zunehmend als rückständig empfunden und 1929 sogar kurzfristig von den politischen Machthabern in China verboten und als „Jahrtausende alter Misthaufen" diskreditiert. In den 50er Jahren hingegen wurde durch den Einfluss der kommunistischen Partei in China, besonders durch Mao Zedong, die Bedeutung der chinesischen Medizin wiederentdeckt (76).

▶ *Zitat*
„Die chinesische Medizin ist ein großartiges Schatzhaus!"
(Mao Zedong, chinesischer Politiker, 1893–1976)

Hierbei wurden Elemente, die sich in völlig unterschiedlicher Weise im Lauf der Jahrhunderte entwickelt hatten, zu dem Gesamtkonstrukt „Traditionelle Chinesische Medizin" zusammengefasst. Die Vorstellung, bei der TCM handle es sich um ein 2000 Jahre altes, in sich schlüssiges Medizinkonzept, trifft in der Form nicht zu. Nichtsdestotrotz können die heute zur TCM zählenden Elemente, die sich teilweise auf eine sehr lange Tradition berufen können, andererseits auch heute in China wie im Westen weiterentwickeln und wissenschaftlich erforscht werden, wertvolle Beiträge zur Genesung und Gesunderhaltung des Körpers sein. Unter Traditioneller Chinesischer Medizin, abgekürzt TCM, verstehen wir heute die Ecksäulen Akupunktur, Arzneimitteltherapie, Tuina-Massagetherapie, Ernährungslehre und die chinesische Bewegungslehre, d.h. Qi Gong und Taijiquan.

Wie groß ist die Verbreitung der TCM in China?

Aktuell wird die chinesische Medizin innerhalb Chinas an ca. 30 Hochschulen mit angeschlossenen Universitätskliniken und Lehrkrankenhäusern gelehrt. Die Ausbildung dauert abhängig von der jeweiligen Institution 5 bis 7 Jahre. 1996 gab es offiziell 2398 Krankenhäuser in städtischen Gebieten mit 217 000 Betten und 257 000 ausgebildeten Ärzten. Die TCM wird in China abhängig von den Möglichkeiten entweder einzeln oder parallel mit moderner westlicher Diagnostik und Therapie ausgeübt und macht zur Zeit etwa 40% aller medizinischen Hilfeleistungen aus (31).

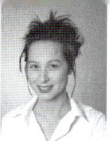

▶ Zitat
„Grabe den Brunnen, bevor du Durst hast."
(Chinesisches Sprichwort)

Viele chinesische Familien wenden „Hausmittel" zur Krankheitsprävention und zur Therapie unkomplizierter Erkrankungen an, die aus dem Repertoire der TCM stammen. Zu diesen „Hausmitteln" gehören die Akupressur, die Moxibustion, die TCM-Ernährung, einfache Arzneimittelzubereitungen und das Üben von Qi Gong oder Taijiquan.

Was ist Yin und Yang?

Die Yin-Yang-Theorie ist ein Grundkonzept in der TCM.

Das chinesische Schriftzeichen *Yin* bedeutet ursprünglich „die schattige Seite eines von Sonne beschienenen Berges". Yin steht in diesem Konzept für Innen, Leere, Kälte, Blässe, Dunkel, Nacht, das Ruhige und das Weibliche.

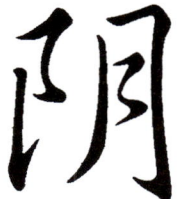 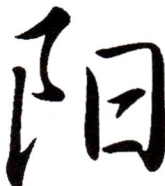

Chinesische Schriftzeichen für *Yin* und *Yang*

Das chinesische Schriftzeichen *Yang* bedeutet demgegenüber „die sonnige Seite des Berges" und steht für Außen, Fülle, Hitze, Rötung, das Helle, Tag, Aktivität und das Männliche. Krankheiten, die sich in Schwäche, Kälte und Blässe bemerkbar machen, werden dem Yin-Aspekt zugeordnet; Krankheiten, die sich in Aktivität, Hitze und Rötung manifestieren, sind dem Yang-Aspekt zugehörig (40).

Charaktere können ebenfalls dem Yin- oder Yang-Aspekt zugeordnet werden. Lebhafte, eher extrovertierte Persönlichkeiten sind mehr Yang-Typen; die ruhige und träge Persönlichkeit zeichnet mehr den Yin-Typ aus (46).

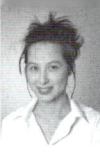
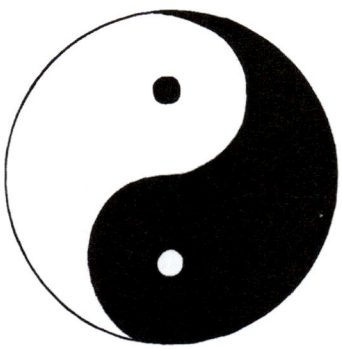

Das Ying erwächst aus dem Yang und das Yang aus dem Yin

Yin und Yang bilden zwei komplementäre Pole. Beide Pole sind eine untrennbare Einheit, die fließend ineinander übergehen und auseinander erwachsen, sich also ständig wandeln.

▶ *Zitat*
„Yang ist die Dynamik auf Kosten der Stabilität,
Yin ist die Harmonie auf Kosten des Fortschritts."
(Bertrand Russell, britischer Philosoph, 1872–1970)

Daher beinhaltet jeder der beiden Yin- und Yang-Pole noch einmal den komplementären Pol in sich. So wie in dem Yin- das Yang-Zeichen enthalten ist, beinhaltet z.B. das Yin = das „Dunkel" etwas „Helles" (Yang) in sich.

Yin und Yang gleichen sich aus. Ist es weder zu dunkel noch zu hell, halten sich Yin und Yang die Waage.

Yin und Yang erschaffen einander. Ohne die Definition von „dunkel" gäbe es keine Definition von „hell".

Yin und Yang gehen ineinander über. So wie der Tag am Morgen allmählich die Nacht ablöst und der Tag in den Abendstunden in die Nacht übergeht, geht das Yin in das Yang und das Yang in das Yin über.

▶ *Hinweis*
Gesundheit bedeutet eine Harmonie von Yin und Yang. Sie können vielen
Erkrankungen vorbeugen, indem Sie probieren, mit Ihrem Yin- und Yang-
Aspekt in Einklang zu leben. Dabei können Ihnen Qi Gong- oder Taijiquan-
Übungen sowie eine ausgewogene Ernährung helfen.

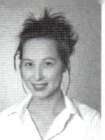

Was ist Qi?

Qi ist ein fundamentaler Begriff in der chinesischen Philosophie. Eine genaue Übersetzung des Begriffs Qi gibt es nicht. Das chinesische Schriftzeichen wird auch als „aufsteigender Dampf" übersetzt (41). Außerdem wird Qi als „Kraft", „Odem" oder „Äther" beschrieben (40, 76). Das Qi ermöglicht als „Lebensenergie" alle Lebensvorgänge im menschlichen Körper und im Universum. Ähnlich wie in der Vorstellung des europäischen 18. Jahrhunderts der „Äther" als allerfeinster Stoff alles durchdringt und als Trägermedium für Kraftübertragungen

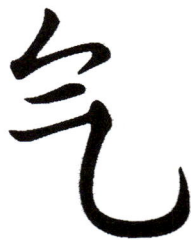

Qi bedeutet im Chinesischen „Wasserdampf, der aus (gekochtem) Reis emporsteigt" (82)

dient, so durchdringt in der Vorstellung der TCM das Qi auf den so genannten Meridianen (siehe Seite 16) den Körper und ermöglicht durch seinen harmonischen Fluss alle Lebensvorgänge. Die zugrunde liegenden Hypothesen über das Qi konnten bisher wissenschaftlich nicht nachgewiesen werden.

In der TCM gibt es verschiedene Ursprünge, Funktionen und Störungen des Qi, die in der TCM-Diagnostik und -Therapie eine wichtige Rolle spielen.

Ursprünge des Qi im Körper

„Konstitutions-Qi"	ererbte Konstitution (etwa mit der westlichen Vorstellung der Genetik vergleichbar)
„Nahrungs-Qi"	mit der Nahrung aufgenommen
„Atmungs-Qi"	aus der Atemluft gewonnen

Funktionen des Qi im Körper
- Bewegung und Veränderungen im Körper,
- Abwehr krank machender Einflüsse auf den Körper,

- harmonische Umwandlung von Körpersubstanzen (Metabolisation),
- hält Körperflüssigkeiten im Körper und Organe an ihrem Platz,
- wärmt den Körper.

Störungen des Qi im menschlichen Körper

- Schwäche oder Leere des Qi (chin. = *Xu*) kann sich in einer Minderaktivität von Organfunktionen ausdrücken, beispielsweise bei einer Magen-Schwäche mit Verdauungsproblemen, Blässe, kalten Händen und Füßen.
- Fülle des Qi (chin. = *Shi*) kann sich in einer Überaktivität von Organsystemen zeigen mit Rötungen, Schwellungen und akuten Schmerzen.
- Stagnation oder Stase des Qi (chin. = *Yu Zhi*) kann sich in lokalisierten Schmerzen, Muskelverspannungen manifestieren. Viele Arten von Kopfschmerzen oder Regelbeschwerden sind in der Vorstellung der TCM durch Stagnation des Qi verursacht.

▶ *Das Phänomen der Qi-Stagnation*

„Stellen Sie sich vor, Sie fahren mit Ihrem Auto auf einer Autobahn. Plötzlich geraten Sie in einen Stau. Es entsteht bei Ihnen Wut und Hitze. Die Autos drängen sich. Das ist der Qi-Stau. Mit Hilfe von Umleitungen können die Autos wieder frei fließen, und das Gedränge und der Ärger verfliegen bei Ihnen. So versuchen TCM-Therapeuten mit Hilfe von Akupunktur und anderen TCM-Heilverfahren den Qi-Stau im Körper zu lösen und das Qi zum freien Fließen zu bringen." (Dr. Weizhong Sun)

Was sind Meridiane?

Die „Lebensenergie" oder das Qi (siehe Seite 15) bewegt sich in der Vorstellung der TCM in Leitbahnen. Der chinesische Begriff *Jing* (= Leitbahnen) *Luo* (= Verästelungen) für die Leitbahnen ist wörtlich übersetzt eher mit „Netzwerkgefä-

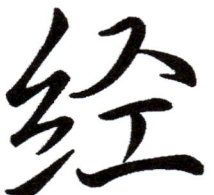

Chinesische Zeichen für Meridiane = *Jing Luo*

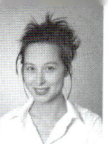

ßen" oder „Verbindungsgefäßen" zu umschreiben. Diese „Gefäße" sind in der Vorstellung der TCM über den ganzen Körper in einer fest gefügten Ordnung verteilt und haben je nach ihrer Lage eine Zugehörigkeit zu einem Körperorgan oder Organpaar. Sie haben keine Entsprechung mit der westlichen Vorstellung von Blutgefäßen, Lymphbahnen oder Nervensträngen. Auf den „Netzwerkgefäßen" sind die Akupunkturpunkte angeordnet, die ebenfalls durch ihre Lage spezifische Einflüsse auf das Qi ausüben können. Bei archäologischen Funden in *Sichuan* wurde eine 28 cm große Holzlackfigur gefunden, die mit diesen „Netzwerkgefäßen" überdeckt ist und auf etwa 150 v. Chr. zurückdatiert werden konnte (Medizinhistorisches Museum in Chengdu, 51).

▶ *Hinweis*
Sie haben Akupunkturnadeln vom Kopf bis zu den Zehen gesetzt bekommen, obwohl Ihnen vielleicht nur der Daumen schmerzte? In der chinesischen Medizin wird der ganze Körper als ein System behandelt, sei es am ganzen Körper oder nur am Ohr (siehe auch Seite 48).

Der Begriff der Meridiane für die „Netzwerk-" oder „Verbindungsgefäße" wurde von Europäern geprägt, wobei in Erzählungen spekuliert wird, dass die Leitbahnen des Körpers mit den Navigationsleitbahnen in der Seefahrt verglichen wurden. Andere Theorien gehen davon aus, dass durch die polare Anordnung dieser „Gefäße", die in Yin- und Yang-Leitbahnen (siehe Seite 13) unterschieden werden können, eine Zuordnung zu dem Meridiansystem der Erde hergestellt wurde und so die Leitbahnen ihren Namen bekamen (71). Über die Meridiane kann der behandelnde TCM-Therapeut nach der Vorstellung der TCM mit Hilfe von Akupunktur, Moxibustion und Massagetechniken Einfluss auf das Zusammenspiel von Organsystemen nehmen und das im Körper zirkulierende Qi ausgleichen. Für die Richtigkeit dieser Vorstellung gibt es derzeit keinerlei wissenschaftliche Hinweise.

Was sind Zang- und Fu-Organe?

Die TCM differenziert die inneren Organe in *Zang*-Organe = übersetzt „Speicherorgane" und *Fu*-Organe = übersetzt „Hohlorgane". Dabei beruht das chinesische Konzept der inneren Organe auf einem dynamisch-energetischen Sys-

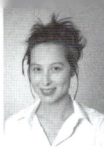

tem der Organbeschreibung. Man sucht nicht nach festen körperlichen Strukturen, die die Organaktivitäten ausführen, wie es in der westlichen Anatomie der Fall ist. Daher besitzt die chinesische Medizin kein mit der westlichen Medizin vergleichbares System der Anatomie. Die TCM unterscheidet

- die sechs *Zang*-Organe (= Speicherorgane) Herz, Herzbeutel, Lunge, Milz, Leber und Niere von
- den sechs *Fu*-Organen (= Hohlorgane) Magen, Dünndarm, Dickdarm, Gallenblase, Harnblase und den so genannten „Dreifachen Erwärmer", für den es kein gegenständliches Korrelat in der westlichen Medizin oder Anatomie gibt.

Nach der Vorstellung der TCM produzieren die *Zang*-Organe die Lebenssubstanzen, wandeln diese um und speichern sie. Die *Fu*-Organe hingegen empfangen und verarbeiten die Nahrung und scheiden die unbrauchbaren Bestandteile aus.

Was besagt die Fünf-Elemente-Lehre?

In der philosophischen Vorstellung der Traditionellen Chinesischen Medizin unterliegen alle Lebensprozesse einem Wandlungszyklus. Diese Wandlungsphasen werden im chinesischen *Wu* (= „fünf") *Xing* (= „gehen" oder „sich bewegen") genannt. Es wird damit deutlich, dass der westliche Ausdruck der Fünf-Elemente-Lehre nicht ganz richtig ist. In der TCM versucht man nicht die Materie in fünf Grundbausteine zu zergliedern. Vielmehr werden Natur- und Lebensprozesse in fünf grundsätzlichen Phasen subsumiert, die durch die Symbole Holz, Feuer, Erde, Metall und Wasser repräsentiert werden. Diese Fünf Wandlungsphasen haben in der TCM eine wichtige Stellung, da nach taoistischer Vorstellung das wichtigste Ziel des menschlichen Handelns ein Leben im Einklang mit der Natur und ihren Gesetzmäßigkeiten sein sollte. Gesundheit

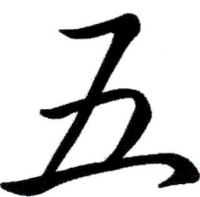 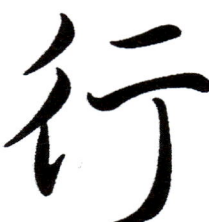

Schriftzeichen für die Lehre der Fünf Wandlungsphasen (*Wu Xing: Wu* = „fünf", *Xing* = „gehen" oder „sich bewegen")

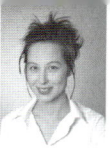

kann nach der Vorstellung der TCM daher nur durch Harmonie mit der Natur und damit mit den Wandlungsphasen möglich sein. Die Wandlungsphasen beschreiben, wie die Jahreszeiten einander zyklisch abwechseln. Das Holz hat die Entsprechung mit dem Frühling, der Sommer mit dem Feuer, der Spätsommer mit der Erde, das Metall mit dem Herbst und der Winter mit dem Wasser. Zusätzlich wurden die Wandlungsphasen dazu genutzt, Organsysteme, Emotionen und Geschmäcker weiter zu klassifizieren und ihre Interaktionen für den therapeutischen Nutzen in der TCM zu erklären.

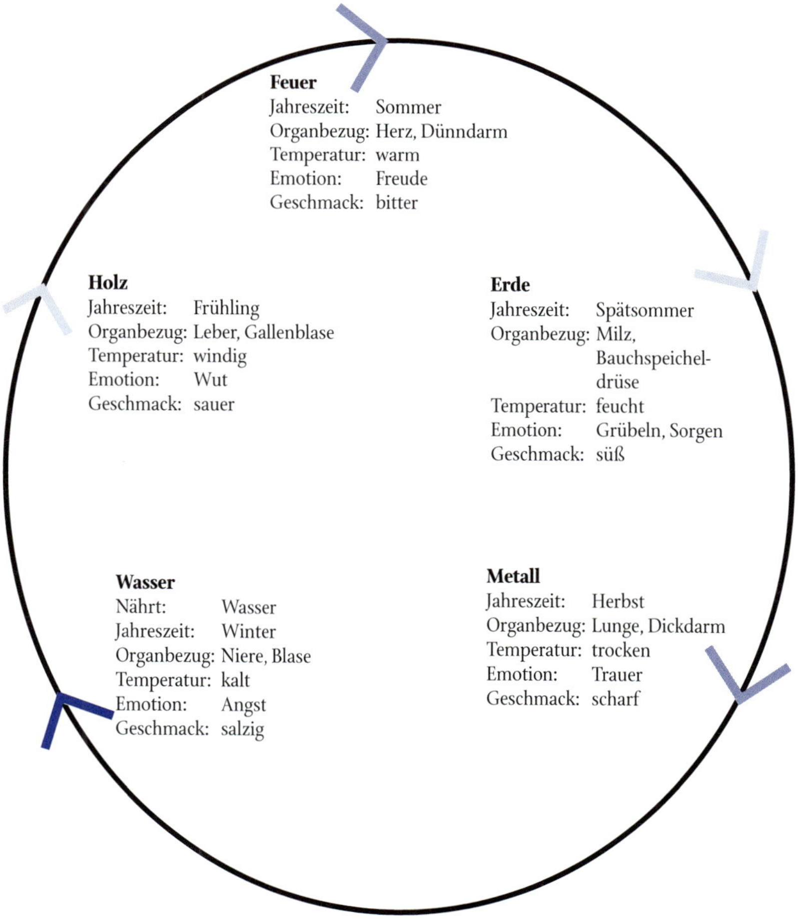

Feuer
Jahreszeit: Sommer
Organbezug: Herz, Dünndarm
Temperatur: warm
Emotion: Freude
Geschmack: bitter

Holz
Jahreszeit: Frühling
Organbezug: Leber, Gallenblase
Temperatur: windig
Emotion: Wut
Geschmack: sauer

Erde
Jahreszeit: Spätsommer
Organbezug: Milz,
                     Bauchspeichel-
                     drüse
Temperatur: feucht
Emotion: Grübeln, Sorgen
Geschmack: süß

Wasser
Nährt: Wasser
Jahreszeit: Winter
Organbezug: Niere, Blase
Temperatur: kalt
Emotion: Angst
Geschmack: salzig

Metall
Jahreszeit: Herbst
Organbezug: Lunge, Dickdarm
Temperatur: trocken
Emotion: Trauer
Geschmack: scharf

Die Fünf Wandlungsphasen und ihre typischen Eigenschaften in der Vorstellung der TCM

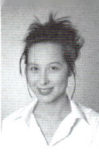
Element	Holz	Feuer	Erde	Metall	Wasser
Klima	windig	warm	feucht	trocken	kalt
Organbezug	Leber, Gallenblase	Herz, Dünndarm	Milz, Bauchspei-cheldrüse	Lunge, Dick-darm	Nieren, Urin-blase
Verbindung zur Außen-welt	Augen	Zunge	Mund	Nase	Ohren
Emotion	Wut	Freude	Grübeln, Sorgen	Trauer	Angst
Geschmack	sauer	bitter	süß	scharf	salzig

Die Fünf Wandlungsphasen mit Bezug auf die TCM

Was ist ein TCM-Krankheitssyndrom und wie findet der Therapeut die richtige TCM-Diagnose?

Der diagnostische Fokus der TCM ist das Erkennen des Menschen
- in seiner Beziehung zu seiner Umwelt,
- in seiner individuellen, aktuellen Situation,
- in dem stetigen Wandel seiner Verfassung (57).

Speziell aus dem aktuellen Krankheitsgeschehen versucht der TCM-Therapeut ein Disharmoniemuster, das nach Vorstellung der TCM durch ein Ungleichgewicht im Körper des Patienten entsteht, zu erkennen. Der TCM-Therapeut definiert aus diesem Ungleichgewicht einen Krankheitsbegriff, das so genannte „Syndrombild", wobei das Zusammenspiel von Organsystemen und deren Interaktionen (siehe Seite 18) mit einbezogen werden. Dieser Krankheitsbegriff erscheint oftmals sehr poetisch. So kann ein an Schlaflosigkeit leidender Patient beispielsweise die TCM-Diagnose „Aufflammendes Herzfeuer bringt das Herz und den Geist in Disharmonie" von dem Therapeuten gestellt bekommen. Hier wurde nicht eine Herzerkrankung im westlich-anatomischen Sinne diagnostiziert, sondern ein Ungleichgewicht im Energiesystem des Herzens nach den Vorstellungen der TCM-Organe (siehe Seite 17) festgestellt. Die Diagnose in der TCM richtet sich auf das Erkennen von Disharmoniemustern mit dem therapeutischen Ziel, diese Dysbalance auszugleichen.

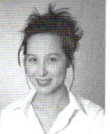

▶ *Hinweis*

Die TCM versucht nicht die Erkrankung, sondern den Erkrankten zu behandeln. Die Therapie ist immer individuell an jeden Menschen und an seine aktuelle Krankheitssituation angepasst.

Die Diagnosefindung in der TCM

1 Beobachtung des Patienten,
2 Hören und Riechen,
3 Befragen des Patienten,
4 Betasten des Patienten.

Beobachtung des Patienten

Kriterien sind Erscheinung, Bewegung, Farbe des Gesichts, Zungeninspektion, Inspektion der Ausscheidungen bzw. Absonderungen. Hierbei spielt die Zungeninspektion (siehe Seite 23) eine herausragende Rolle.

Hören und Riechen

Spricht der Patient laut oder leise? Wie hört sich der Husten an? Hat der Patient Mundgeruch oder einen besonderen Körpergeruch?

Befragen des Patienten

Die Befragung des Patienten richtet sich in der TCM nach der Krankheitsgeschichte und den Lebensgewohnheiten. Zusätzlich ist das Befragen der Befindlichkeit in einem mehrere festgelegte Fragenschemata umfassenden klassischen Werk aus dem Jahre 1624 verankert (*„Jingyue Quan Shu"* oder „Die vollständigen Aufzeichnungen des Jingyue"). Diese Fragensammlung wird heute gerade im Westen nur noch sporadisch angewendet.

Untersuchung des Patienten

Bei der Untersuchung des Patienten wird besonderer Wert auf das Tasten des Pulses gelegt. Dabei tastet der Therapeut den Speichenhandgelenkpuls beider Seiten des Patienten mit der Vorstellung, dass der Charakter des Pulses die Erkrankung widerspiegelt. Nach Vorstellung der TCM repräsentieren sich die inneren Organe an verschiedenen Pulstastpositionen. Disharmonien im Körper zeigen sich so in der Beschaffenheit des getasteten Pulses, die der TCM-Therapeut in 28 verschiedene Störungsmuster unterteilt.

Hier findet die chinesische Medizin poetische Umschreibungen für die Pulsqualitäten. Ein besonders rauer Puls wird beispielsweise „Bambusrohr-Puls" genannt. Der Puls von Schwangeren wird oft mit „Perlen, die in einem Marmorbecken kreisen", verglichen (85). Wissenschaftliche Grundlagen für diese spezifische Pulsdiagnostik liegen bislang nicht vor. Hypothetisch könnte davon ausgegangen werden, dass die differenzierte Bestimmung des Handgelenkpulses eine feinere Bewertung des vegetativen Zustandes des Patienten

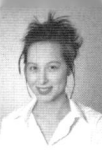

zulässt. Hier müssen künftig wissenschaftliche Untersuchungen durchgeführt werden, um dieses diagnostische Verfahren zu bestätigen.

Sofern erforderlich, werden heute sowohl in China als auch im Westen neben den oben beschriebenen diagnostischen Verfahren die apparative Diagnostik von der Blutdruckmessung bis zur Computertomographie genutzt, um ein umfassendes Bild der Erkrankung zu bekommen.

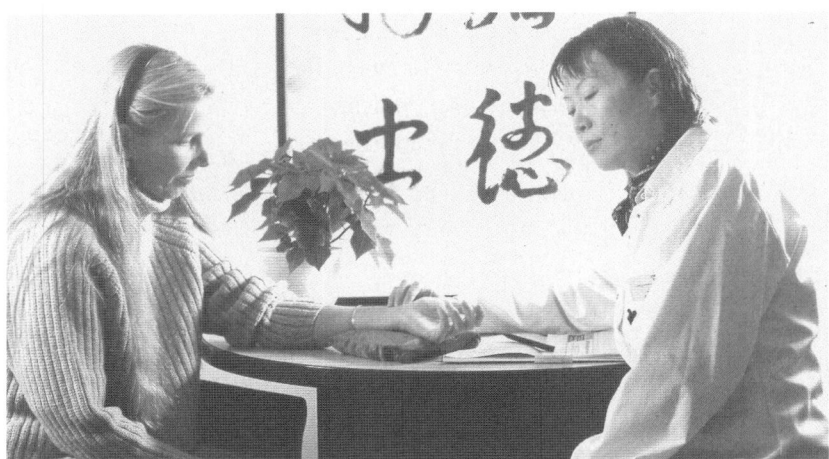

Die Pulstastung des Patienten erfordert von dem TCM-Therapeuten viel Konzentration

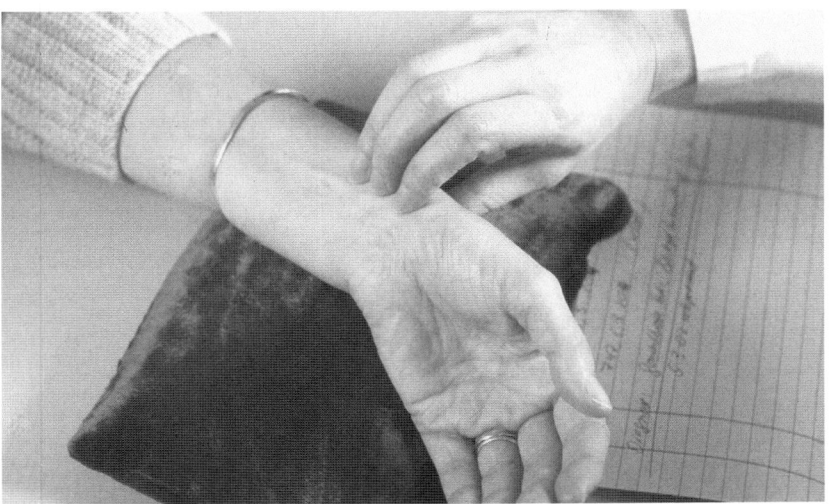

Die chinesische Pulsuntersuchungstechnik ist ein Mosaikbaustein beim „Aufspüren" des TCM-Krankheitssyndroms

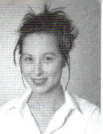
Was erkennt der Therapeut an meiner Zunge?

Nach Vorstellung der chinesischen Medizin spiegelt der Zungenkörper des Patienten den Zustand innerer Organe wider. Die äußerste Zungenspitze repräsentiert demnach das Herz, die Zungenwurzel hingegen die Niere. Die Zungenmitte entspricht Milz und Magen, die Zungenseitenränder stehen für die Leber und Gallenblase. Je nach Beschaffenheit, Farbe, Form und Belag der Zunge erkennt der TCM-Therapeut eine Disharmonie eines jeweiligen Organs, das allerdings, wie auf Seite 17 bereits erläutert, nicht der westlichen Anatomie entspricht. Bisher liegen keine wissenschaftlichen Untersuchungen vor, die die Grundlage der TCM-Zungendiagnose unterstützen.

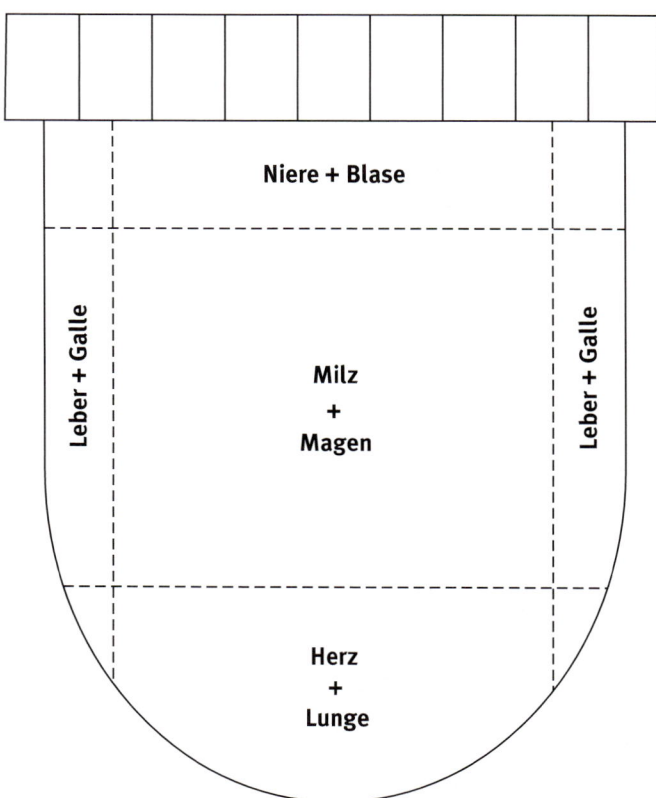

Schematisierter Zungenkörper mit den Organwiderspiegelungen nach den Kriterien der TCM

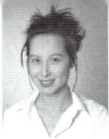

Die Zungeninspektion der westlichen Medizin lässt Rückschlüsse auf den Flüssigkeitsgehalt des Patienten zu. Funktionell und entwicklungsgeschichtlich ist die Zunge als Fortführung des Magen-Darm-Trakts zu verstehen.

Deutung des Zungenbelages nach TCM-Kriterien

- Weißlicher Belag kann auf Kälte hinweisen.
- Gelblicher, trockener Belag kann ein Zeichen für Hitze sein.
- Feuchter, glänzender Belag kann auf Feuchtigkeit hindeuten (85).

Deutung des Zungenkörpers nach TCM-Kriterien

- Großer Zungenkörper mit seitlichen Zahneindrücken kann ein Zeichen für Feuchtigkeit sein.
- Kleiner, trockener Zungenkörper kann einen Säftemangel oder Trockenheit anzeigen.
- Roter Zungenkörper kann auf Hitze hinweisen.
- Dunkelroter Zungenkörper kann ein Zeichen für Blutstagnation sein.
- Rissiger Zungenkörper kann auf einen Substanzmangel oder Trockenheit verweisen (85).

Keine der oben beschriebenen Veränderungen deckt sich mit entsprechenden diagnostischen Kriterien der westlichen Medizin.

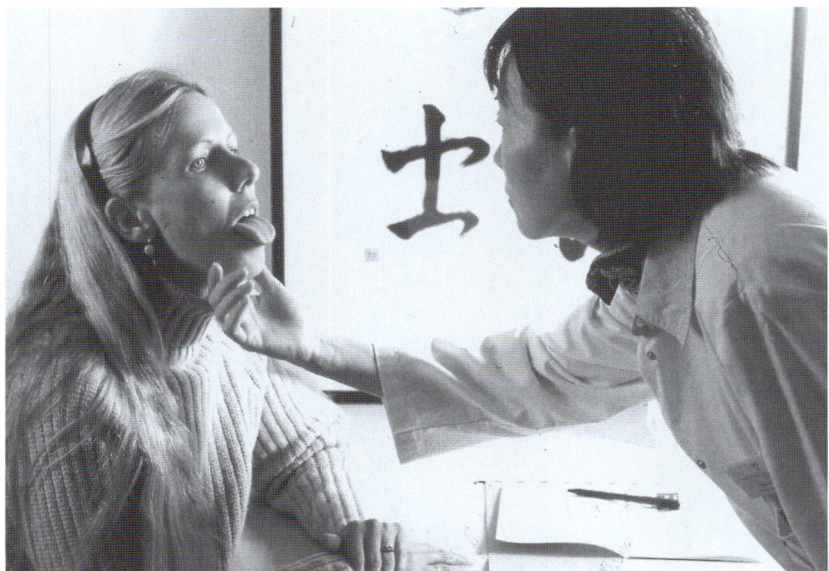

Die Zunge sagt viel über das Disharmoniemuster der Erkrankung aus

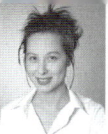

▶ *Tipp*

Schauen Sie sich einige Tage lang morgens vor dem Frühstück und dem Zähneputzen Ihre Zunge an. Achten Sie auf Veränderungen und beschreiben Sie sie Ihrem TCM-Therapeuten.

Bevor Sie zu Ihrem TCM-Therapeuten gehen, sollten Sie möglichst 3 bis 4 Stunden vorher weder Kaffee, färbende Speisen oder Getränke zu sich genommen noch Zahnpasta verwendet oder gar die Zunge abgebürstet haben. Das verfälscht den Zungenbelag und damit die TCM-Diagnose!

Welche Literatur gibt es zur TCM im Allgemeinen?

Ody, P.: „Praktische Chinesische Medizin", Urania-Verlag, Neuhausen (CH)

Kaptschuk, T.: „Das große Buch der chinesischen Medizin", Heyne-Verlag, München

Cavelius, A.-A. und A., und Wu, L.: „Praxisbuch Chinesische Medizin", Ludwig-Verlag, München

Daiker, I., und Kirschbaum, B.: „Die Heilkunst der Chinesen", Rowohlt-Verlag, Hamburg

Unschuld, P.U.: „Chinesische Medizin", C.H. Beck-Verlag, München

Ots, Th.: „Medizin und Heilung in China", Reimer-Verlag, Berlin

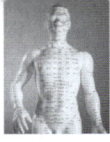

Fragen zur Akupunktur

Was versteht man unter dem Begriff „Akupunktur"?

Im Chinesischen wird Akupunktur *Zhen Jiu* genannt. Das Zeichen *Zhen* steht für „Nadel" und *Jiu* für das „Abbrennen", wobei mit dem Begriff „Abbrennen" höchstwahrscheinlich die Moxibustion (siehe Seite 51) gemeint ist. Dies zeigt, wie eng verbunden die Chinesen die Akupunktur mit der therapeutischen Verbrennung des Beifußkrautes, der so genannten Moxibustion, ansehen. Unser westlicher Begriff „Akupunktur" leitet sich aus *acus* (lat. = „Nadel") und *pungere* (lat. = „stechen") ab. Bei der Akupunktur werden spezifische Punkte des Körpers, die Akupunkturpunkte genannt werden, mit feinen Nadeln gestochen. Die Akupunkturpunkte sind charakterisiert durch standardisierte anatomische Strukturen und durch individuell besonders schmerzhafte Punkte, die so genannten *Ah-Shi*-Punkte. Je nach Körperregion werden die Nadeln nur einige Millimeter bis Zentimeter tief gestochen. Die Nadeln verweilen dann je nach Krankheitsbild 15 bis 45 Minuten und werden eventuell zur Nachstimulierung leicht gedreht. Dabei liegt die Vorstellung zu Grunde, dass durch die Stimulation der Akupunkturpunkte energetische Blockaden gelöst, der Energiefluss des Körpers wieder zum Fließen gebracht wird und Ungleichgewichte von Organsystemen wieder ausgeglichen werden.

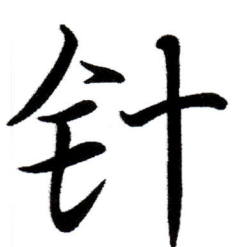 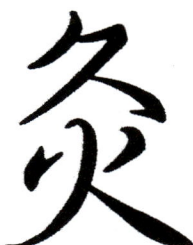

Chinesische Zeichen für Akupunktur = Zhen Jiu

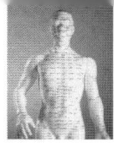

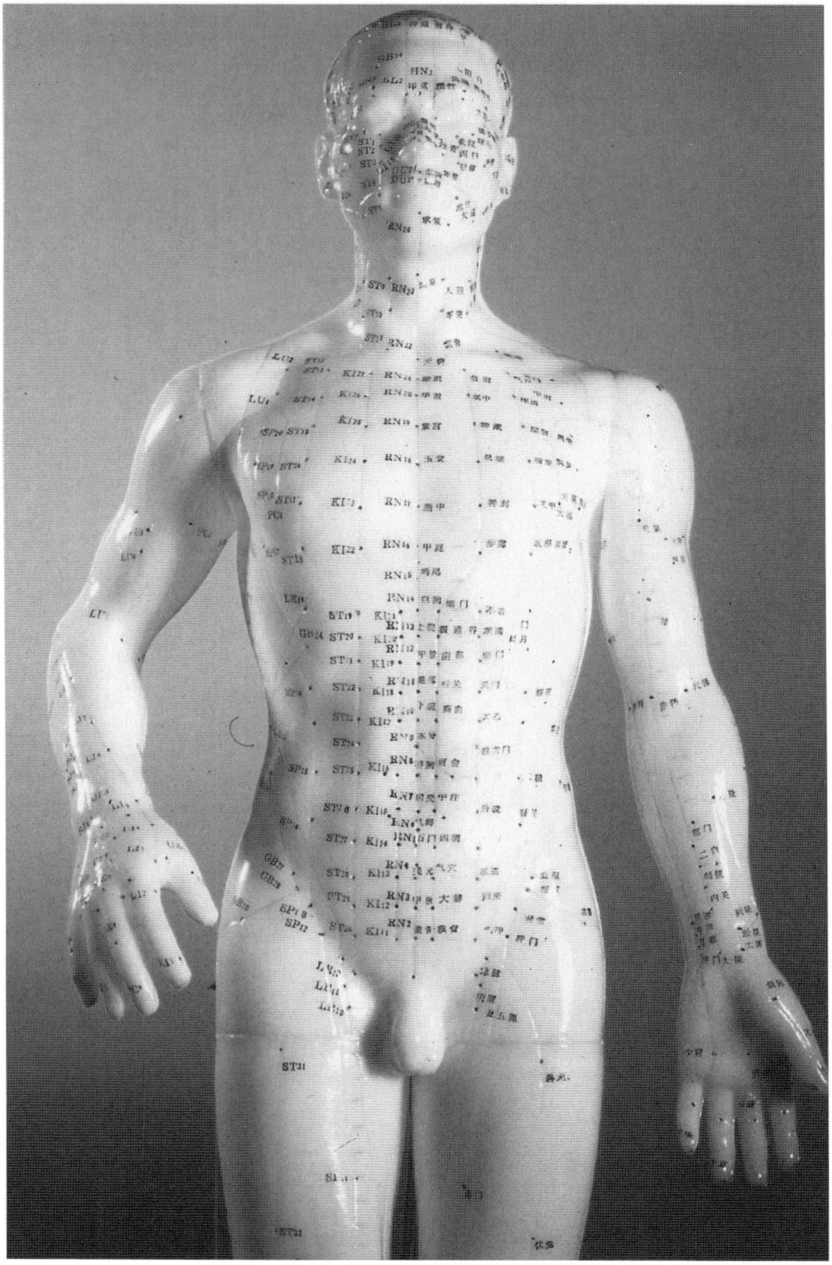

Nach der Vorstellung der TCM ist der ganze menschliche Körper mit Leitbahnen und Akupunkturpunkten bedeckt

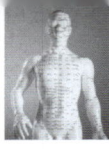

Welchen geschichtlichen Hintergrund hat die Akupunktur?

Über den genauen Ursprung der Akupunktur bestehen international unterschiedliche Meinungen; eine frühe Anwendung von Spitzsteinen, Bambus- und Knochennadeln zur Öffnung von Abszessen oder als Aderlass scheint allerdings plausibel (40).

Man nimmt an, dass in der von Dämonen, Ahnen und Göttern geprägten Welt Chinas im ersten Jahrtausend vor Christus (*Zhou*-Zeit) die oben genannten spitzen Gegenstände zur Austreibung der im Körper vermuteten Dämonen und bösen Geister benutzt wurden (76).

▶ Info
Selten kann es während des Verweilens mit den gesetzten Akupunkturnadeln zu Missempfindungen an einzelnen Nadeln kommen. Sprechen Sie daher vor der ersten Akupunktur mit Ihrem Therapeuten, wie Sie sich dann verhalten sollen: Sichtkontrolle durch den Therapeuten abwarten oder Zeichen geben (Klingeln).

Dabei muss von verschiedenen Heilkundigen nach und nach eine Systematik verschiedener Punkte und deren Wirkweise erstellt worden sein. Denn als Grabbeigabe fand man z.B. in Sichuan eine schwarz lackierte Holzfigur aus der *Han*-Zeit (2. bis 1. Jh. v. Chr.), auf der orange-rote Linien eingezeichnet waren, die auf das Meridiansystem des Körpers hinweisen (51) (siehe Seite 17). Auch in dem auf Seite 11 genannten Klassiker *Huang Di Nei Jing* (Innerer Klassiker des Gelben Kaisers, ca. 300 bis 100 v. Chr.) werden die so genannten Leitbahnen, auf denen Nadelstiche vorzunehmen seien, genau beschrieben (77).

Die ersten Texte über Akupunktur wurden in einem Grab aus der Provinz Hubei gefunden. Diese Texte werden auf ca. 200 v. Chr. datiert und beschreiben, wie mit Werkzeugen die Haut gestochen wurde, um den Qi-Fluss des Körpers (siehe Seite 15) zu beeinflussen.

Die ersten Nadeln aus Gold und Silber, die vermutlich therapeutischen Zwecken dienten, wurden in einem Königsgrab in der Provinz Hebei (39) entdeckt und konnten auf ca. 113 v. Chr. zurückdatiert werden.

Heute nimmt die Akupunktur eine wichtige Stellung in der TCM ein. Nach Europa kam die Akupunktur im 17. Jahrhundert durch die Handelsbeziehun-

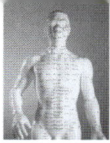

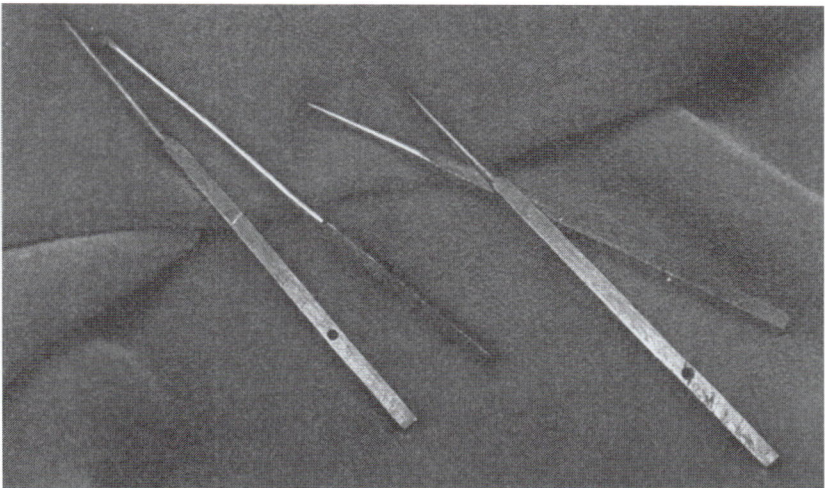

Vier Nadeln aus Gold und Silber um 113 v. Chr. aus einem Königsgrab, die vermutlich zu thera-peutischen Zwecken verwendet wurden (Bild aus „Mancheng Hanmu Fajue Baogao", Wenwu Chuban she-Verlag, 1980, Bd. 1).

gen der Seemächte England, Frankreich und Holland, blieb hier aber eine exotische Sage der Medizinwelt Ostasiens. Erst im 20. Jahrhundert nach Ende des 2. Weltkrieges wurde die Akupunktur in Europa „wiederentdeckt", und auch in den USA hat ihre Anwendung seit dem Besuch des amerikanischen Präsidenten Richard Nixon in China 1972 sprunghaft zugenommen. In Deutschland hat die Akupunktur besonders in den letzten zehn Jahren zunehmendes Interesse und weite Verbreitung gefunden. Akupunktur ist zwar ein wesentlicher Bestandteil der TCM, jedoch sollte umgekehrt die TCM nicht auf die Akupunktur reduziert werden. Weitere therapeutisch wichtige Verfahren in der TCM sind die

- Tuina-Massagetherapie,
- TCM-Ernährungslehre,
- TCM-Arzneimitteltherapie,
- Qi Gong- bzw. Taijiquan-Übungen, die im Weiteren noch erläutert werden.

▶ *Info*
Es ist von Vorteil, wenn Sie für Ihre Akupunkturbehandlung Zeit mitbringen. Sie sind nicht nur ausgeruhter bei der Akupunktur, was sich deutlich positiv auf den Therapieeffekt auswirken kann, Sie erleben die Behandlung auch intensiver.

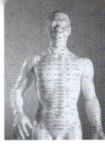

Welche wissenschaftlichen Erkenntnisse über die Wirkweise der Akupunktur haben wir?

In der westlichen Medizin sind die Wirkmechanismen der Akupunktur in den letzten drei Jahrzehnten intensiv erforscht worden. Man kann Effekte der Akupunktur im Bereich der Nadelung, in der Nähe der Nadelung und im gesamten Organismus nachweisen. Auf der Basis der derzeitigen wissenschaftlichen Erkenntnis sind die folgenden Wirkmechanismen anzunehmen:

Mechanismen am Ort der Nadelung

- Verbesserte Gewebedurchblutung (z.B. bei muskulären Schmerzen, Durchblutungsstörungen) (22 , 37),
- Auflösung von muskulären Verspannungen (16),
- mögliche lokale Entzündungshemmung (12, 69) .

Mechanismen in der Nähe der Nadelung

- Hemmung der Schmerzweiterleitung auf Ebene des Rückenmarkes (bei akuten und chronischen Schmerzen) (48, 64),
- Beeinflussung innerer Erkrankungen über Reflexbögen von der Haut zu den inneren Organen (z.B. bei gynäkologischen Erkrankungen) (70).

Mechanismen im gesamten Organismus

- Stärkung der körpereigenen Kräfte zur Schmerzhemmung (bei akuten und chronischen Schmerzen) (28, 34),
- ausgleichender Einfluss auf das unbewusste (vegetative) Nervensystem (z.B. Verbesserung des Schlafes) (2, 42),
- Verbesserung der Regulation der Gehirndurchblutung (z.B. bei Migräne) (3, 4),
- ausgleichender Effekt auf das Herz-Kreislauf-System (z.B. bei Bluthochdruck) (5),
- positiver Effekt auf das Immunsystem (z.B. bei Allergien) (56),
- positiver Einfluss auf das hormonelle System und die Ausschüttung von Botenstoffen (z.B. bei Kopfschmerzen) (27, 38),
- positiver Effekt auf die Psyche (u.a. verbesserte Schmerzbewältigung) (26).

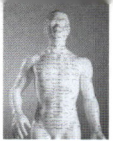

Wie beurteilen Wissenschaft und Krankenkassen Akupunktur?

In China ist die Akupunktur eine der fünf Ecksäulen der TCM. Die wissenschaftliche Bewertung der Akupunktur zum gegenwärtigen Zeitpunkt ist trotz einer Vielzahl von durchgeführten Untersuchungen noch immer schwierig. Eine systematische Auswertung der Übersichtsarbeiten über Akupunktur eines anerkannten wissenschaftlichen Ausschusses in den USA, der so genannten *Cochrane Collaboration* (47), kommt zu dem Schluss, dass trotz der Vielzahl vorliegender Studien und Übersichtsarbeiten die wissenschaftlich geprüfte Wirksamkeit der Akupunktur bislang nicht überzeugend ist. Im Einzelnen waren die Ergebnisse für die Indikation Rückenschmerz widersprüchlich (23), für die Indikationen Migräne und Spannungskopfschmerz tendenziell positiv (52). Einzelne Studien zeigen eine Wirksamkeit der Akupunktur bei Nackenschmerzen auf (36). Die wissenschaftliche Wirksamkeit der Akupunktur bei Fibromyalgie (so genanntes Weichteilrheuma) war eingeschränkt, aber positiv (8).

▶ *Tipp*
Achten Sie darauf, dass Sie während einer Akupunkturbehandlung nicht frösteln. Für Ihre Entspannung und den Therapieeffekt ist es von Vorteil, dass Sie im ganzen Körper ein angenehmes Wärmegefühl spüren. Eine leichte Decke oder das Schließen von Fenstern kann die Therapiebedingungen für Sie erheblich verbessern.

Die Mehrzahl der Untersuchungen über chronische Gelenkverschleißschmerzen (18) zeigten eine Verbesserung sowohl durch die Akupunktur als auch bei der Placeboakupunktur, aber keinen signifikanten Unterschied zwischen beiden Behandlungsverfahren (47).

Das Hauptproblem bei Akupunkturstudien liegt in erster Linie an der geringen Anzahl der Probanden. Die meisten der Studien sind zu klein. Das zweite Problem ist die oftmals geringe methodische Qualität der Studien. Der dritte Grund stellt die Durchführung von klinischen Akupunkturstudien dar, die technisch schwierig zu realisieren sind. Es gibt eine Vielzahl von möglichen Variablen, wie z.B. Traditionelle Chinesische Akupunktur im Vergleich zu standardisierter westlicher Akupunktur, Art der Stimulation (manuelle Nadelstimulation, Strom (siehe Seite 46), Laserakupunktur (siehe Seite 47), Anzahl der

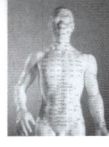

Punkte, Dauer der Reizung, Frequenz der Behandlungswiederholung, Anzahl der Behandlungen, die theoretisch berücksichtigt werden müssen. Ein vierter Punkt ist die Auswahl der Placebo-Akupunkturkontrolle.

Da die verfügbaren Akupunkturstudien teilweise in ihrer Qualität sehr unterschiedlich sind, hat das amerikanische „National Institute of Health (NIH)" in Bethesda, USA, 2302 Studien über Akupunktur qualitativ verglichen und ist in seiner 1998 publizierten Akupunktur-Konsens-Studie (59, NIH) zu dem Ergebnis gekommen, dass Akupunktur wissenschaftlich nachgewiesen wirksam ist bei
- Übelkeit und Erbrechen nach Operationen,
- Übelkeit und Erbrechen nach Chemotherapie,
- Zahnschmerzen nach operativen Eingriffen.

Bei einigen anderen Erkrankungen ist die Wirksamkeit durch hochwertige wissenschaftliche Studien noch nicht ausreichend belegt, jedoch geben einige klinische Studien laut der Konsens-Studie des NIH (1998) Hinweise, dass Akupunktur bei folgenden Erkrankungen in Kombination mit der herkömmlichen Therapie wirksam sein könnte:
- Asthma bronchiale,
- Druckschäden eines Nervs am Handgelenk (Carpaltunnelsyndrom),
- chronische Gelenksarthrose,
- Fibromyalgie (= Weichteilrheumatismus),
- Kopfschmerzen,
- Lendenwirbelsäulensyndrom,
- menstruelle Krämpfe,
- Schmerzen in einzelnen Muskeln oder Muskelgruppen (myofasziales Schmerzsyndrom),
- Schlaganfallrehabilitation,
- Suchtabhängigkeiten,
- Tennisellenbogen.

Aktuell läuft in Deutschland ein groß angelegtes wissenschaftliches Modellvorhaben der Krankenkassen zur Beurteilung der Wirkung von Akupunktur bei folgenden Erkrankungen:
- Kniegelenkschmerzen,
- Kopfschmerz (Migräne und Spannungskopfschmerz),
- Lendenwirbelsäulenschmerzen.

Mit abschließenden Ergebnissen wird in den nächsten Jahren gerechnet.

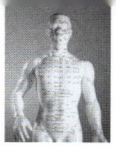

Hilft Akupunktur bei Menstruationsschmerzen oder in der Schwangerschaft?

In verschiedenen klinischen Studien zeigte sich, dass durch Akupunktur, teilweise auch durch elektrische Stimulation von Akupunkturpunkten, eine statistisch relevante Verbesserung der Befindlichkeit von Patientinnen mit Regelschmerzen erreicht werden konnte. Die Patientinnen gaben im Durchschnitt weniger Schmerzen bei der Menstruation an als die Kontrollgruppen, die keine Akupunktur bekamen. Zusätzlich mussten die Patientinnen, die mit Akupunktur behandelt wurden, teilweise weniger Schmerzmittel einnehmen als die nicht akupunktierten Patientinnen (30). Dies deckt sich mit der Studie des amerikanischen Forschungsinstitutes NIH, das verschiedene klinische Studien über Akupunktur qualitativ verglichen hat und speziell für das Erkrankungsbild der menstruellen Krämpfe eine Wahrscheinlichkeit der Akupunkturwirkung angibt, die allerdings noch nicht als wissenschaftlich gesichert gelten kann (siehe Seite 32).

▶ *Info*
Durch Verwendung von Einmalnadeln ist die Infektionsgefahr durch eine Akupunkturbehandlung sehr gering bis nicht existent. Sollten Sie an einer Leberentzündung (Hepatitis) erkrankt sein oder unter einer Immunschwäche (durch Medikamente oder eine HIV-Infektion) leiden, teilen Sie dies Ihrem Therapeuten mit. Dies dient Ihrer Sicherheit und der Ihres Therapeuten.

Auch in der Schwangerschaft kann Akupunktur unter Umständen helfen. Verschiedene klinische Studien geben Hinweise, dass sich Akupunkturbehandlungen in der Schwangerschaft günstig auf die morgendliche Schwangerschaftsübelkeit (66) und sogar positiv auf das seltenere ausgeprägte „anhaltende Schwangerschaftserbrechen" (lat. *Hyperemesis gravidarum*) auswirken kann (11). Des Weiteren zeigen einige Studien, dass Akupunkturbehandlungen die Geburtszeit verkürzen (67) und die Schmerzen während der Geburt reduzieren (74) können. Um diese Aussagen wissenschaftlich bestätigen zu können, fehlen noch weitere qualitativ hochwertige Studien (89).

Ebenfalls wirksam scheint die Akupunktur bei Lendenwirbelsäulen- und Beckenschmerzen während der Schwangerschaft zu sein. Eine vergleichende Analyse aus dem Jahr 2001 aller zu diesem Thema erschienenen Akupunkturstudi-

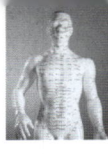

en zeigte, dass es Hinweise für eine Schmerzreduktion während der Schwangerschaft durch Akupunktur gibt und diese effektiver ist als Krankengymnastik (88). Für eine exakte wissenschaftliche Bewertung der Akupunkturwirksamkeit bei Lendenwirbelsäulen- und Beckenschmerzen unter der Schwangerschaft fehlen auch hier noch weitere qualitativ hochwertige Studien.

Auch die so genannte Moxibustion, das therapeutische Verbrennen von Beifußkraut (siehe Seite 51-55), kann sich günstig bei Komplikationen in der Schwangerschaft auswirken. Verschiedene Studien berichten von einer Drehung des Ungeborenen in die richtige Geburtslage bei vorheriger Fehllage in der Gebärmutter (10). Hier fehlen ähnlich wie bei den anderen therapeutischen Effekten der Akupunktur in der Schwangerschaft noch weitere hochwertige klinische Studien, um die Wirksamkeit der Moxibustion in diesem Bereich abschließend wissenschaftlich zu bestätigen.

▶ *Info*

Akupunktur während der Schwangerschaft ist zwar erlaubt und sogar bei der morgendlichen Übelkeit oder der Geburtsvorbereitung hilfreich, aber einige Akupunkturpunkte dürfen während der Schwangerschaft nicht gestochen werden. Informieren Sie daher Ihren Akupunkteur über Ihre Schwangerschaft!

Hilft Akupunktur auch Kindern?

In China werden Kinder ab dem Alter von 5 bis 6 Jahren akupunktiert. Jedoch wird meistens auf die Stimulation der Akupunkturpunkte durch Drehen oder Heben und Senken der Nadel verzichtet, da Kinder deutlich empfindlicher auf Schmerzen reagieren. In seltenen Fällen werden auch schon Kleinkinder behandelt, bei denen selbstverständlich noch vorsichtiger therapiert wird. Im Westen ist die Studienlage in Bezug auf die Wirksamkeit der Akupunktur bei Kindern sehr beschränkt. Eine Studie berichtet über positive Effekte der Akupunktur bei Kindern zur Bekämpfung der Übelkeit nach Zahnoperationen (68). Eine weitere Studie gibt Aufschluss über eine mögliche Wirksamkeit der Akupunktur bei kindlicher Verstopfung (9). Insgesamt ist in dem Bereich der Kinderakupunktur im Westen zu wenig klinisch-wissenschaftliche Erfahrung gesammelt, um eine Wirksamkeit der Akupunktur bei Kindern endgültig bestätigen zu können.

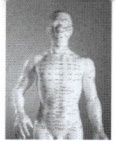

► *Tipp*
Sollten Sie sich vor, während oder nach einer Akupunktur unwohl fühlen,
berichten Sie das Ihrem Therapeuten. Nur so kann der Therapeut individuell
auf Ihre Tagesform und die Reaktionen auf die Akupunktur eingehen, und
Nebenwirkungen werden minimiert.

Gibt es Nebenwirkungen der Akupunktur?

Die Akupunktur ist bei fachgerechter Anwendung eine sichere Methode. Es können allerdings auch Nebenwirkungen und Komplikationen auftreten, die dem Therapeuten und dem Patienten vor Beginn der Therapie bekannt sein sollten (7, 19, 20):

- Bei vegetativ und/oder psychisch labilen Patienten kann es vor allem in sitzender Haltung zum Auftreten einer Kollaps- und Ohnmachtneigung (ca. 5 %), gelegentlich auch zu Übelkeit und Erbrechen kommen. Aus diesem Grunde ist die Behandlung grundsätzlich im Liegen durchzuführen.
- Nach der Akupunkturbehandlung ist das Konzentrationsvermögen möglicherweise vorübergehend beeinträchtigt.

Achtung:
Die Verkehrstauglichkeit kann nach der Therapie eingeschränkt sein!

- Lokale, muskelkaterähnliche Schmerzen treten im Zusammenhang mit einer Akupunkturbehandlung gelegentlich kurzzeitig auf. Sie können eine normale Reaktion auf die Behandlung sein oder auch durch Muskelbewegungen des Patienten während der Behandlung ausgelöst werden.

Hinweis:
Der Patient sollte sich deshalb während der Behandlung nicht bewegen.

- Als häufige, aber milde und zeitlich begrenzte Nebenwirkung kann eine Verschlimmerung der Symptome auftreten.
- Des Weiteren wurde vereinzelt von lokalen Blutungen sowie Blutergüssen durch eine Akupunkturbehandlung berichtet.
- Bei unsachgemäßer Sterilisation von wiederverwendbarem Nadelmaterial sowie bei übermäßiger Verletzung der Haut können in seltenen Fällen lokale Infektionen auftreten. Dokumentiert sind außerdem seltene systemische Infektionen wie Hepatitis B (Leberentzündung durch Viren), HIV-Virus so-

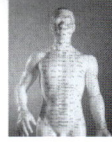

wie sonstige ernsthafte Infektionen im Zusammenhang mit unzureichender Sterilisation von Akupunkturnadeln oder mangelhafter Hygiene.

● Festgehalten sind weiterhin Organverletzungen wie Pneumothorax, Herzbeuteltamponade sowie Verletzungen des Rückenmarks, der Gallenblase und der Augen. Auch diese Verletzungen treten nur bei nicht sachgemäßer Anwendung, bei unzureichenden Anatomiekenntnissen oder bei grob fahrlässiger Anwendung auf (21). Sie stellen schwere Kunstfehler und keine Nebenwirkungen dar und sind durch adäquate Schulung und ausreichende Erfahrung der TCM-Therapeuten vermeidbar.

▶ *Tipp*
Nach jeder Akupunktursitzung sollten Sie überprüfen, ob vergessen wurde, eine der oft sehr feinen Akupunkturnadeln zu entfernen. Fahren Sie sich dazu vorsichtig durch die Haare und streifen Sie über Ihre Arme und Beine. Sollten Sie eine Nadel entdecken, entfernen Sie sie beherzt durch Herausziehen und sprechen Sie Ihren Therapeuten darauf an.

Wie läuft eine Akupunkturbehandlung ab?

Als Erstes erhebt der behandelnde Therapeut eine TCM-Diagnose durch Beobachtung, Befragung und Betasten des Pulses des Patienten. Hierbei wird besondere Aufmerksamkeit auf die Zungen- und Pulsdiagnose gelegt (siehe Seite 20). Nach der Vorstellung der TCM kann der Therapeut über diese Verfahren einen detaillierten Einblick in das Störungsmuster des Patienten gewinnen.

Sollte eine Indikation für eine Akupunkturbehandlung vorliegen, werden entsprechend dem Beschwerdbild im Regelfall 10 bis 20 Akupunkturnadeln, manchmal auch mehr gestochen. Während der Behandlung liegt der Patient entspannt auf einer Liege, bis die Akupunkturnadeln je nach Erkrankung nach 15 bis 45 Minuten wieder entfernt werden. In dieser Zeit können die Akupunkturnadeln je nach Beschwerdbild vom Therapeuten durch leichtes Nadeldrehen nachstimuliert werden, um eine optimale Wirkung der Akupunkturbehandlung zu erzielen.

Nach dieser Ruhephase werden die Akupunkturnadeln wieder entfernt. Je nach Beschwerdbild und therapeutischer Zielsetzung werden entweder nur einige wenige Behandlungen oder mehrere Akupunkturzyklen mit jeweils 10 Behandlungen angewendet.

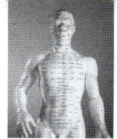

▶ **Info**
*Die Therapie ist in der TCM nicht nur auf jeden Menschen spezifisch
abgestimmt, sondern sollte zusätzlich der aktuellen Befindlichkeit des
Patienten angepasst werden. Daher können Sie immer wieder Variationen
des Akupunkturschemas erleben.*

Tut Akupunktur weh?

Das Schmerzempfinden ist bei Menschen unterschiedlich ausgeprägt. Bei der
Akupunktur werden sehr feine Nadeln gestochen, die in der Regel nur 1/10 der
Dicke einer Stecknadel haben und in den meisten Fällen als weniger schmerz-
haft als eine Blutabnahme empfunden werden. Je nach Körperregion spürt man
den Einstich kaum oder ist empfindlicher, wie etwa in der Gesichtsregion. Bei
manchen Erkrankungen ist die Auslösung eines *De Qi*-Gefühls notwendig. Dies
wird durch Drehen der Akupunkturnadeln erreicht und wird als leichtes
dumpf-ausstrahlendes Gefühl beschrieben. Bei dem Einstich der Akupunkturnadel kann man gelegentlich einen scharfen ausstrahlenden Schmerz spüren.
Informieren Sie Ihren Therapeuten darüber, wenn dieses Gefühl anhalten sollte. Es ist ein Indikator dafür, dass ein Nerv durch die Akupunkturnadel gereizt
wurde. Dies sollte durch Positionsänderung der Nadel korrigiert werden.

▶ **Tipp**
*Während der Akupunktur sollten Sie sich nicht bewegen. In der Ruhephase
bleiben die Akupunkturnadeln in Ihrem Gewebe und Ihrer Muskulatur stecken
und können zu Schmerzempfindungen führen, wenn Sie sich bewegen.*

Welche Nadeln verwendet man bei der Akupunktur?

In Deutschland verwendet man üblicherweise sterile Einmalnadeln, die nach
dem Gebrauch entsorgt werden. Diese sind meist aus Edelstahl, manche haben
am Schaft eine Silikonbeschichtung. Sie haben einen Durchmesser von 0,2 bis
0,6 mm und eine Länge von wenigen Zentimetern bis zu 10 Zentimetern. Sie
werden je nach Behandlungsort und Empfinden des Patienten wenige Millimeter oder einige Zentimeter tief eingestochen. Einige Therapeuten verwenden

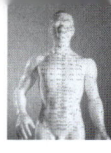

auch Gold- oder Silbernadeln. Nach traditioneller Vorstellung sollen Goldnadeln stimulierend und Silbernadeln sedierend wirken, wofür es allerdings keinerlei wissenschaftliche Belege gibt. Bei Gold- und Silbernadeln ist eine Sterilisation unbedingt erforderlich, da die Nadeln mehrfach verwendet werden und so ein Infektionsrisiko besteht.

Dauernadeln bleiben nach dem Einstich für längere Zeit, meist mehrere Tage, an einer Stelle am Körper. Sie sollen so den Akupunkturpunkt kontinuierlich stimulieren. Meist sind diese Nadeln wie eine kleine Reißzwecke geformt.

▶ Tipp

Selten kann es vorkommen, das vereinzelte Akupunkturstellen nach Ziehen der Akupunkturnadeln leicht bluten. Wahrscheinlich wurde dann bei der Akupunktur ein feines Hautgefäß von der Nadel getroffen. Tupfen Sie einfach die Stelle mit einem Tupfer ab.

Eine gründliche Desinfektion der Einstichstelle ist wichtig, um Infektionen zu vermeiden. Gefährlich ist eine Infektion bei Dauernadeln im Ohr, denn allzu leicht kann es zu einer Infektion des Ohrknorpels kommen. Aus diesem Grunde sollte, sobald Schmerzen oder eine Rötung bei einer Dauernadelbehandlung am Ohr auftreten, sofort der behandelnde Therapeut aufgesucht werden.

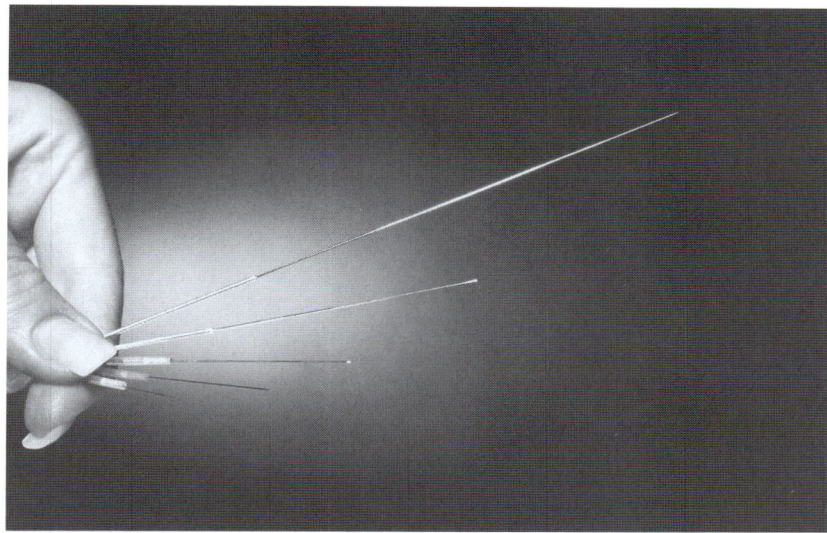

In der TCM können unterschiedlich lange Nadeln verwendet werden

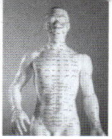

Kann ich mich durch die Akupunkturnadeln mit ansteckenden Erkrankungen infizieren?

Bei mehrfacher Verwendung derselben Akupunkturnadeln und unzureichender Sterilisation des Nadelmaterials besteht grundsätzlich ein Infektionsrisiko für Hepatitis B (Leberentzündung durch Viren) oder HIV. Die Behauptung von manchen Akupunkteuren, beim Stechen des „richtigen" Akupunkturpunktes gäbe es kein Infektionsrisiko durch nicht sterilisierte Nadeln, ist nicht zutreffend. Da im Westen zum großen Teil nur Einmalnadeln verwendet werden (siehe Seite 37), ist die Infektionsgefahr durch eigene Hautkeime sehr gering und die Übertragung von Erkrankungen über das Blut durch Verwendung von Einmalnadeln nicht möglich. Anders sieht es bei Akupunkturnadeln aus Gold- oder Silbermetallen aus. Diese werden aufgrund der hohen Anschaffungskosten mehrfach verwendet und müssen nach jedem Gebrauch sterilisiert werden. Dafür haben die meisten Praxen spezielle Sterilisationsapparate, die regelmäßig überprüft werden müssen.

▶ *Info*
Sollten Sie Dauernadeln am Ohr oder am Körper platziert bekommen haben, können Sie sich weiterhin die Haare waschen oder duschen. Sie sollten nur eventuellen Shampoo- oder Seifenkontakt an den Dauernadeln vermeiden. Wenn die Dauernadeln schmerzen oder die umgebene Haut sich rötet, entfernen Sie vorsichtig die Dauernadel und betupfen Sie die Stelle mit desinfizierender Lösung. Informieren Sie Ihren TCM-Therapeuten darüber.

Wie kann ich mich auf die Akupunktur vorbereiten?

Nehmen Sie zu Ihrem ersten Akupunkturtermin alle medizinischen Unterlagen mit, die Ihre Erkrankung betreffen. So kann sich der TCM-Therapeut einen umfassenden Eindruck von Ihrer Erkrankung machen und eventuell bestehende Ausschlusskriterien für eine Akupunktur beachten. Des Weiteren sollten Sie möglichst 3 bis 4 Stunden vorher keinen Kaffee, die Zunge färbende Speisen oder Getränke zu sich genommen haben. Das verfälscht den Zungenbelag und damit die TCM-Diagnose! Auch die Zähne sollten nur mit der Zahnbürste und etwas Wasser geputzt werden, da sich sonst der Zungenbelag verändern kann (siehe Seite 23). Kommen Sie je-

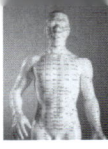

doch nach Möglichkeit auch nicht mit leerem Magen zu Ihrer Akupunktur, da sich dadurch das seltene Risiko von Ohnmachtsanfällen erhöhen kann. Machen Sie sich früh genug auf den Weg zu Ihrem Termin, damit Sie nicht in Hektik und Unruhe bei Ihrem Therapeuten ankommen. Eine Pulsdiagnose kann so verfälscht werden.

Kann Akupunktur mit anderen Therapieformen kombiniert werden?

Die Akupunktur kann unter Vorbehalten mit
- medikamentösen,
- manuellen,
- krankengymnastischen und
- ernährungsmedizinischen

Therapien kombiniert werden.

▶ *Tipp*
Sprechen Sie Ihre Therapien mit allen behandelnden Ärzten und Therapeuten ab. So können Therapieziele gemeinsam verfolgt und Ausschlusskriterien einzelner Therapieformen erkannt werden.

> Es ist möglich, dass z.B. unter einer Medikation mit blutverdünnenden Mitteln eine Akupunktur nicht oder nur in beschränktem Umfang durchgeführt werden kann (siehe auch Seite 40). Manuelle (z.B. Massagen), krankengymnastische oder ernährungsmedizinische Verordnungen können unter Umständen der Akupunkturtherapie zuwiderlaufen, wenn sie nicht mit Ihrem Akupunkteur abgestimmt sind.
> Wichtig ist, dass Ihr behandelnder Hausarzt von der Akupunkturbehandlung informiert ist und Ihr Akupunkteur von den zusätzlichen Therapien weiß.

Wann darf ich mich nicht akupunktieren lassen?

Sie sollten sich nicht akupunktieren lassen bei Erkrankungen mit akut-chirurgischer Interventionspflicht (z.B. frische Knochenbrüche), bei Punktlokalisation in verletzten oder geschädigten Körperarealen (z.B. Verbrennungen, frische Wunden) oder unter akuten psychischen Verwirrungszuständen.

Relative Einschränkungen für eine Akupunkturbehandlung gelten für spezifische Akupunkturpunkte in der Schwangerschaft, bei erhöhter Blutungsnei-

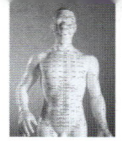

gung, z.B. bei der Bluterkrankheit (Hämophilie), vereinzelt bei gerinnungshemmender medikamentöser Therapie (z.B. Macumar®-Therapie).

Bitte halten Sie diesbezüglich Rücksprache mit Ihrem Therapeuten.

▶ *Zitat*
„Ist man in kleinen Dingen nicht geduldig, bringt man die großen Vorhaben zum Scheitern." (Konfuzius, chinesischer Philosoph, 551–479 v. Chr.)

Wann ist es sinnvoll, mit einer Akupunkturbehandlung zu beginnen?

Generell kann man jederzeit mit der Therapie einer Akupunkturbehandlung beginnen, wenn entsprechende Ausschlusskriterien, wie auf Seite 40 erläutert, nicht zutreffen. Bei bestimmten Erkrankungen, wie dem allergischen Heuschnupfen, kann es von Vorteil sein, im beschwerdefreien Intervall etwa 4 Wochen vor Beginn der Allergiezeit mit der Akupunkturbehandlung zu beginnen. Hierbei ist auf veränderte Vegetationsperioden zu achten. Sprechen Sie Ihren TCM-Therapeuten darauf an!

Was sollte vor einer Akupunkturbehandlung beachtet werden?

Vor Beginn der Akupunkturbehandlung sollte eine gründliche schulmedizinische ärztliche Untersuchung erfolgen, um Kontraindikationen für die Akupunkturbehandlung zu erkennen. Diese Untersuchung muss sich nach dem Beschwerdebild des Patienten richten und ist eventuell mit weiterführenden diagnostischen Verfahren zu ergänzen. Dies kann bei entsprechender Qualifikation der behandelnde TCM-Arzt oder ein entsprechender Facharzt durchführen.

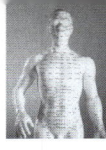

Wie oft muss ich zur Akupunktur kommen, bis meine Beschwerden gelindert oder geheilt sind?

Die Anzahl der Akupunktursitzungen richtet sich nach der Erkrankung. Generell gilt: Je chronischer die Erkrankung, desto mehr Sitzungen sind notwendig. Dies kann unter Umständen mehrere Akupunkturzyklen mit jeweils zehn Akupunktursitzungen beinhalten. Häufig zeigt sich jedoch schon nach der fünften bis sechsten Akupunktursitzung eine Veränderung der Erkrankung oder eine Veränderung der Befindlichkeit. Diese kann krankheitsunspezifisch sein, wie eine erhöhte innere Ausgeglichenheit oder ein verbesserter Schlafzyklus. In der Schmerztherapie tritt häufig zunächst eine Veränderung der Schmerzqualität und danach eine Verringerung der Schmerzintensität auf. Sollte dies nicht der Fall sein, sprechen Sie Ihren Therapeuten darauf an. Zusätzlich kann eine Auffrischbehandlung nach einem erfolgreichen Akupunkturzyklus erforderlich sein.

▶ *Tipp*
Sollten Sie an der Wirksamkeit der Akupunkturbehandlung zweifeln, sprechen Sie dies offen Ihrem Therapeuten gegenüber an. Nur so kann er auf Ihre Bedenken eingehen, gegebenenfalls das Akupunkturschema wechseln oder Ihren Therapieplan ändern.

Wann soll ich mit der Akupunkturbehandlung aufhören?

Im besten Fall hören Sie mit der Akupunkturbehandlung auf, wenn Sie einige Wochen keine Beschwerden Ihrer Erkrankung verspürt haben. Je chronischer eine Erkrankung ist, desto länger braucht Ihre Therapie. Wichtig ist, dass Sie eine Veränderung des Beschwerdebildes feststellen. Das kann sich beispielsweise in einer Veränderung der Schmerzqualität, der Auftretenshäufigkeit oder unspezifisch in einer Steigerung des Wohlbefindens äußern. Ist dies nicht der Fall oder sollten Sie Zweifel an der Wirksamkeit der Akupunkturbehandlung haben, wenden Sie sich an Ihren Therapeuten, so dass er auf Ihre Bedenken eingehen kann.

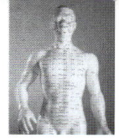

Wie werden Akupunkteure ausgebildet, wer bietet Akupunktur an und wo bekomme ich Kontaktadressen?

In Deutschland wird die Akupunkturausbildung der Ärzte mit Diplomen zertifiziert. Das so genannte A-Diplom besteht aus praktischer und theoretischer Akupunkturvermittlung über 140 Unterrichtsstunden, das B-Diplom umfasst 350 Unterrichtsstunden. Einige Krankenkassen führen nicht nur Listen über die akupunktierenden Ärzte, sondern können auch Auskunft über deren Zertifikate geben. Im Zweifelsfall wenden Sie sich diesbezüglich an Ihren TCM-Arzt.

Heilpraktiker und Hebammen üben ebenfalls die Akupunktur aus. Hier bestehen aktuell noch keine standardisierten Akupunkturzertifikate in Deutschland.

▶ *Zitat*

„Ein Arzt, der nie selbst krank war, ist kein guter Arzt."
(Konfuzius, chinesischer Philosoph, 551–479 v. Chr.)

In China werden Ärzte, die sich auf Akupunktur spezialisieren, fünf Jahre lang an einer medizinischen Hochschule für TCM ausgebildet. Das Studium beinhaltet neben der TCM mit Schwerpunkt Akupunktur zusätzlich Inhalte der westlichen Medizin mit einem Anteil von etwa 50 % (Kurrikulum TCM-Universität Shanghai, China) am Gesamtstudium.

Die Akupunktur wird von Ärzten sowohl ambulant in TCM-Ambulanzen, Praxen niedergelassener Ärzte als auch im Rahmen eines stationären Aufenthaltes in TCM-Fachkliniken durchgeführt. Einige Heilpraktiker und Hebammen bieten außerdem Akupunktur im Rahmen ihrer medizinischen Tätigkeit an.

Niedergelassene Ärzte

Wenden Sie sich an Ihre Krankenkasse. Die meisten Krankenkassen haben Listen mit Ärzten, die in den Modellversuch zur Erprobung der Akupunktur einbezogen sind (siehe Seite 46) und somit Akupunkturen durchführen.

Des Weiteren können Sie eventuell über Akupunkturschulen Adressen von akupunktierenden Ärzten erhalten. Eine kleine Auswahl der vielen Akupunkturschulen, die Kurse und damit Ärzte in ganz Deutschland erfassen, ist hier aufgeführt:

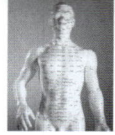
- Deutsche Ärztegesellschaft für Akupunktur e.V. (DÄGfA)
  Würmtalstr. 54
  81375 München
  Tel: 089/71005-11 oder -12
  www.dgfa.de

- Deutsche Akupunktur Gesellschaft Düsseldorf
  Goltsteinstr. 26
  40211 Düsseldorf
  Tel: 0211/369099
  www.akupunktur-aktuell.de

- Societas Medicinae Sinensis (SMS)
  Franz-Joseph-Str. 38
  80801 München
  Tel: 089/335674
  www.tcm.edu

▶ *Zitat*
„Wer einen Fehler gemacht hat und ihn nicht korrigiert, begeht einen zweiten." (Konfuzius, chinesischer Philosoph, 551–479 v. Chr.)

Heilpraktiker

Heilpraktiker, die sich auf die Akupunktur spezialisiert haben, können Sie über die unten genannten Heilpraktikerverbände ausfindig machen. Diese Verbände geben Auskunft über die in dieser Region tätigen Mitglieder und ihre therapeutische Spezialisierung:

- Bund Deutscher Heilpraktiker (BDH) für NRW
  Tel: 02581/61550
  www.bdh-online.de

- Freier Verband deutscher Heilpraktiker e.V. (FVDH) mit Sitz in Münster
  Tel: 0251/136886
  www.fvdh.de

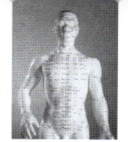

- Union Deutscher Heilpraktiker (UDH) für
Baden-Württemberg, Bayern, Nordrhein-Westfalen, Niedersachsen, Rhein-
land-Pfalz, Saarland, Sachsen, Thüringen
Tel: 0618/990603
www.udh-bundesverband.de

▶ Zitat
„Das Entscheidende am Wissen ist, dass man es beherzigt und anwendet."
(Konfuzius, chinesischer Philosoph, 551–479 v. Chr.)

Hebammen
Die Adressen von Hebammen, die Akupunktur ausüben, können Sie über Vermittlung des Bundes deutscher Hebammen e.V. mit Sitz in Karlsruhe erfragen:

- Tel: 0721/981890
www.bdh.de

Derzeit gibt es weder bei den Krankenkassen noch öffentlichen Behörden ein
komplettes Verzeichnis der Kliniken oder Ambulanzen, die sich auf TCM
spezialisiert haben. Exemplarisch soll hier die erste TCM-Klinik Deutschlands
in Kötzting (Bayrischer Wald) genannt werden:

- TCM-Klinik Kötzting
Ludwigstr. 2
93444 Kötzting
Tel: 09941/6090

Des Weiteren ist über Internet-Suchmaschinen wie
- www.google.de oder
- www.yahoo.de
unter den entsprechenden Suchbegriffen eine Vielzahl von TCM-Ärzten,
-Heilpraktikern, -Kliniken oder -Ambulanzen aufgeführt.

▶ Info
Da die öffentliche Hand keine Listen von TCM-Krankenhäusern oder
-Ambulanzen führt, sollten Sie selbst im Internet recherchieren, jedoch
mit wachem Auge.

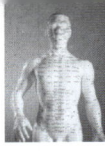
Kann ich mich selbst akupunktieren?

Die Akupunktur ist in ungeübten Händen keineswegs nebenwirkungsarm. Es können bei unsachgemäßer Behandlung u.a. Verletzungen der inneren Organe, Nerven, Blutungen und Infektionen auftreten (siehe Seite 35). Die Akupunktur gehört daher in die Hände von erfahrenen Akupunkteuren.

▶ *Tipp*
Möchten Sie sich selbst mit Akupunktur behandeln, dann versuchen Sie es doch mal mit der Akupressur (siehe Seite 56–64).

Wer übernimmt die Kosten für die Akupunktur?

Zurzeit führt eine Reihe von Krankenkassen und Krankenkassenverbänden ein groß angelegtes Modellvorhaben durch, das die Effektivität und Effizienz der Akupunkturbehandlung im ambulanten Versorgungsbereich untersucht. Anhand der Beschwerden – Kopfschmerz (Migräne und Spannungskopfschmerz), chronischer Lendenwirbelsäulenschmerz und Kniegelenkschmerz – wird die Wirksamkeit der Akupunktur klinisch untersucht.

Bis zum Abschluss dieser Untersuchung wird die Akupunktur von den gesetzlichen Krankenkassen nicht als Kassenleistung anerkannt. Manche private Krankenkassen übernehmen zum Teil oder ganz die Akupunkturbehandlung, wenn sie von einem Arzt durchgeführt wird. Informieren sie sich vorher bei Ihrer Krankenkasse über deren Abrechnungsbestimmungen.

Was ist Elektroakupunktur?

Bei der elektrischen Stimulation von Akupunkturpunkten wird mit Hilfe von Steckerverbindungen oder so genannten „Krokodilklemmchen" elektrischer Strom über die Akupunkturnadeln in die Akupunkturpunkte geleitet. Der Frequenzbereich reicht je nach angestrebter Therapie bis 60 Hertz, mit Spannungen bis 20 Volt und Stromstärken bis 10 Milliampere.

Der Patient sollte ein leichtes Kribbeln an den entsprechenden Punkten verspüren. Vorsicht ist geboten bei Patienten

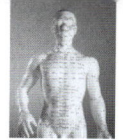

- mit Herzschrittmachern,
- in der Schwangerschaft,
- unter Schockzuständen,
- bei Epilepsie
- und fieberhaften Zuständen.

▶ **Info**
Elektrische Stimulation von Akupunkturnadeln ist nicht für jeden geeignet, auch wenn sie nachweislich Erfolge aufweisen kann. Bitte konsultieren Sie Ihren TCM-Therapeuten.

Vereinzelte wissenschaftliche Studien zeigten u.a. eine Wirksamkeit der Elektroakupunktur
- zur Stimulation von Immunprozessen (86),
- bei der Schlaganfallrehabilitation (83) und
- bei Depressionen (49).

Insgesamt ist die wissenschaftliche Datenlage noch nicht aussagekräftig genug, um die Wirksamkeit der Elektroakupunktur auch für die oben genannten Indikationen zu bestätigen.

Eine Sonderform der Elektroakupunktur ist die Elektroakupunktur nach Voll. Diese wurde von dem Physiker und Arzt R. Voll Ende der 50er Jahre entwickelt. Dabei werden Zellpotenziale an Akupunkturpunkten meist an den Händen und Füßen gemessen. Eine Auswertung der ermittelten Potenziale soll Aufschluss über Krankheitsherde oder Unverträglichkeiten geben.

> Die diagnostische und therapeutische Akupunktur nach Voll ist wissenschaftlich nicht gesichert und entspricht nicht der oben beschriebenen Elektroakupunktur.

Was ist Laserakupunktur?

In den 70er Jahren wurde die Laserakupunktur (Laser ist die Abkürzung von „**L**ight **A**mplification by **S**timulated **E**mission of **R**adiation") als Ergänzung zu der herkömmlichen Akupunktur entwickelt. Die Akupunkturpunkte werden mit einem schwachen so genannten Diodenlaserstrahl stimuliert. Meist reichen die Stärken bis 2 Milliwatt. Da die Behandlung schmerzfrei ist, hat sie eine

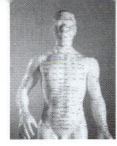

besondere Verbreitung bei der Behandlung von Kindern oder besonders empfindlichen Patienten gefunden.

Die Wirkung der Laserakupunktur wird im Allgemeinen als weniger wirkungsvoll als die konventionelle Akupunktur beurteilt. Die wissenschaftliche Datenlage zur Wirksamkeit der Laserakupunktur ist für eine abschließende Beurteilung noch nicht umfangreich genug.

▶ Info

„Wenn man unglücklich ist, hat man zwei Wege, seine Lage zu verändern: Entweder man verbessert die Lage oder man verbessert seine Auffassung davon. Das Erste kann man nicht immer, das Zweite steht immer in unserer Macht." (Chinesische Weisheit)

Was ist Ohrakupunktur?

1956 stellte der französische Arzt Paul Nogier auf einem Akupunkturkongress in Marseille die „Aurikolotherapie" (lat. *aurikolo* = Ohr) vor. Diese Therapieform wurde von Nogier anhand seiner persönlichen Erfahrungen über Reflexzonen und Reflexpunkte des Ohres entwickelt. Es ist noch nicht geklärt, ob 2000 Jahre alte chinesische Schriften ebenfalls von Akupunkturpunkten am Ohr berichtet haben sollen. In der Vorstellung der Ohrakupunktur nach Nogier ist der gesamte menschliche Körper im Ohr abgebildet, und zwar wie ein Embryo mit dem Kopf nach unten. Dabei projiziert sich der Kopf des Embryos auf das Ohrläppchen des Ohres. Auf der äußeren Knorpelfurche des Ohres bildet sich die Wirbelsäule ab, im oberen Teil der Ohrmuschel sind die angewinkelten Beine abgebildet. Die inneren Organe des Körpers projizieren sich auf das Innere der Ohrmuschel.

Mit Hilfe der Stimulation bestimmter Ohrregionen oder -punkte soll so Einfluss auf den Körper genommen werden. Vereinzelte Studien zeigen u.a. eine Wirksamkeit der Ohrakupunktur

● bei der Reduktion von Anästhesiemitteln im Rahmen von Operationen (72),
● bei der Behandlung von Angstgefühlen (80).

Einige Kontraindikationen für eine Ohrakupunktur sind (24)

● akute Schmerzzustände und Erkrankungen, bei denen eine Operationsindikation besteht,

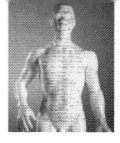

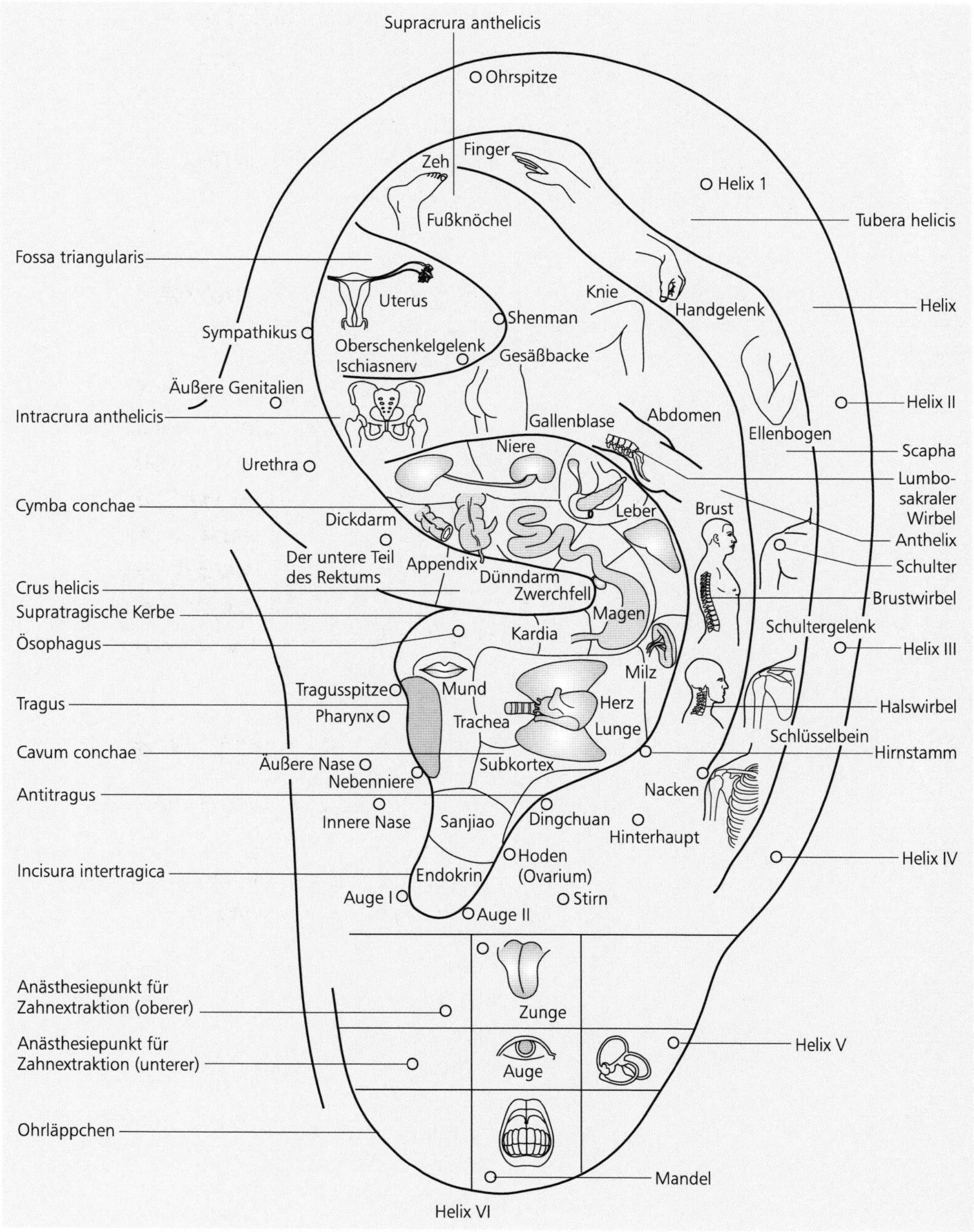

Supracrura anthelicis

O Ohrspitze

Finger

Zeh

Fußknöchel

O Helix 1

Tubera helicis

Fossa triangularis

Uterus

Knie

Handgelenk

Helix

Sympathikus O

Shenman

Oberschenkelgelenk
Ischiasnerv

Gesäßbacke

Äußere Genitalien

Abdomen

Helix II

Intracrura anthelicis

Gallenbläse

Ellenbogen

Niere

Scapha

Urethra O

Leber

Brust

Lumbo-
sakraler
Wirbel

Cymba conchae

Dickdarm

Anthelix

Der untere Teil
des Rektums

Appendix

Dünndarm

Schulter

Crus helicis

Zwerchfell

Brustwirbel

Supratragische Kerbe

Magen

Ösophagus

Kardia

Schultergelenk

Milz

Helix III

Tragusspitze O

Mund

Herz

Tragus

Pharynx O

Trachea

Lunge

Halswirbel

Cavum conchae

Äußere Nase O

Subkortex

Schlüsselbein

Nebenniere

Nacken

Hirnstamm

Antitragus

Innere Nase

Sanjiao

Dingchuan

Hinterhaupt

Incisura intertragica

Hoden
(Ovarium)

Helix IV

Endokrin

Stirn

Auge I O

Auge II

Anästhesiepunkt für
Zahnextraktion (oberer)

Zunge

Anästhesiepunkt für
Zahnextraktion (unterer)

Auge

Helix V

Ohrläppchen

Mandel

Helix VI

Für die TCM ist der ganze Körper im Ohr repräsentiert (aus: Meng, Lehrbuch der Tuina-Therapie,
Karl F. Haug Verlag 1999)

- gravierende Infektionserkrankungen,
- Entzündungen im Bereich der Akupunkturstellen,
- spezielle Ohrakupunkturpunkte in der Schwangerschaft.

Die Wirksamkeit der Ohrakupunktur ist derzeit noch nicht hinreichend wissenschaftlich gesichert.

▶ Info
Eine Geschichte aus China schildert, dass die Seeleute sich früher Ringe durch das Ohrläppchen gezogen haben, um den „Augenpunkt" des Ohrläppchens zu stimulieren und um so besser auf hoher See Ausschau halten zu können.

Welche Literatur gibt es zur Akupunktur?

Bischko, J.: „Wissenswertes über Akupunktur", Haug-Verlag, Heidelberg, Stuttgart
Stux, G.: „Einführung in die Akupunktur", Springer-Verlag, Heidelberg
Kaptschuk, T.: „Das große Buch der chinesischen Medizin", Heyne-Verlag, München

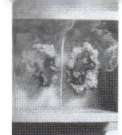

Fragen zur Moxibustion

Was versteht man unter Moxibustion?

Unter Moxibustion versteht man das Abbrennen von getrockneten Blättern des Beifußkrautes (lat. *Artemisia vulgaris*) zur externen Stimulation von Akupunkturpunkten oder Akupunkturmeridianen. Spekulationen berichten, dass die Blätter des Beifußkrautes zum Abbrennen genutzt werden, da diese bei der Verbrennung exakt die Temperaturen entwickeln, die für eine therapeutische Wirksamkeit erforderlich sind. Das Wort Moxibustion leitet sich ursprünglich aus dem Japanischen *Moe* = „Brennen" und *Kusa* = „Kraut" ab. Durch das Abbrennen des Moxakrautes werden in der Vorstellung der TCM die Akupunkturmeridiane gewärmt und die Kälte ausgetrieben.

▶ *Info*
In China wird die Moxibustion teilweise bis zur Bildung von Hautblasen durchgeführt, was in Europa keineswegs üblich ist. Sollten Sie sich während einer Moxibustionsbehandlung unwohl fühlen, sprechen Sie Ihren behandelnden Therapeuten an.

Nach der Vorstellung der TCM soll weiterhin der freie Fluss von Qi und Blut gefördert und Schwellungen sowie Akkumulationen von krankheitserregenden Faktoren eliminiert werden. Aktuell liegen wenige wissenschaftliche Untersuchungen zur Wirksamkeit der Moxibustion vor. Erwähnenswert ist eine Unter-

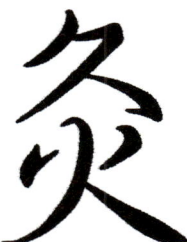 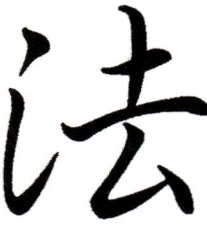

Chinesische Zeichen für Moxibustion = *Jiu Fa*. Die chinesischen Schriftzeichen Jiu Fa für Moxibustion bedeuten übersetzt so viel wie die „Methode des Abbrennens von Moxakraut"

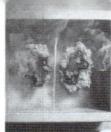

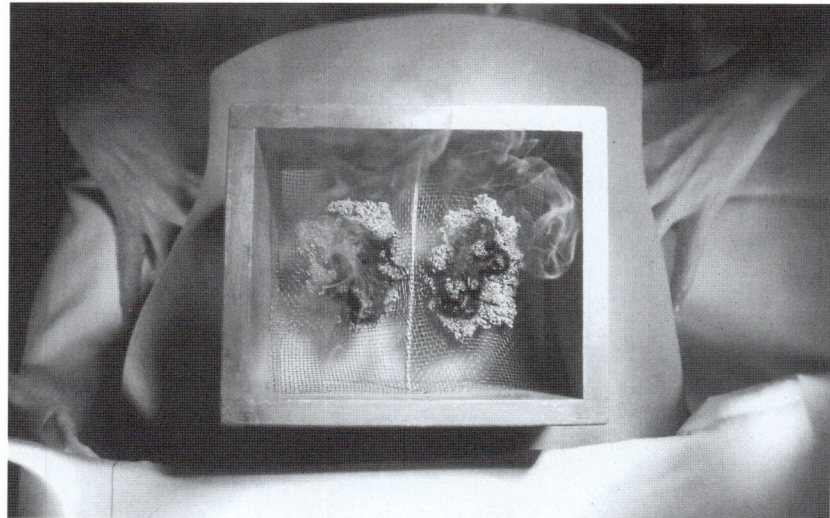

Moxakraut (Beifuß, Artemisia vulgaris) wird – hier in einem Kasten – verbrannt, um Meridiane zu wärmen und Kälte auszuleiten

suchung, die zeigen konnte, dass die Durchführung der Moxibustion an der Außenseite des kleinen Fußzehs (Akupunkturpunkt Blase 67) bei Schwangeren zu einer Kindsdrehung bei Steißlage führen konnte (10). Die Moxibustion findet ihre Grundlagen wie auch die Akupunktur in dem *Huang Di Nei Jing* oder dem „Inneren Klassiker des Gelben Kaisers", das von unbekannten Autoren zwischen 300 und 100 v. Chr. in China zusammengetragen wurde.

Die Moxibustion ist in China weit verbreitet und wird viel praktiziert. Im Westen setzt man sie häufig in Verbindung mit der Akupunktur ein. Viele TCM-Kliniken, -Ambulanzen sowie niedergelassene TCM-Therapeuten, die akupunktieren, bieten auch Moxibustion an. Die Moxibustion ist für sich allein keine kassenärztliche Leistung. Die Kosten für die Moxibustion übernehmen die gesetzlichen Krankenkassen zurzeit nicht. Sie wird bei den privaten Krankenkassen meist zusammen mit der Akupunkturbehandlung als zusätzliche Wärmebehandlung verrechnet.

▶ *Info*
Sollten Sie während der Moxibustionsbehandlung übermäßige oder unangenehme Wärme spüren, informieren Sie umgehend Ihren behandelnden Therapeuten!

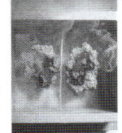

Bei welchen Erkrankungen wird die Moxibustion angewendet und wann nicht?

Indikationen für die Moxibustion nach Vorstellung der TCM sind

- „kalte" Krankheitskonstitutionen (Patient empfindet die Wärme angenehm),
- chronische Erkrankungen und Erschöpfungszustände,
- wissenschaftliche Studien zeigen erste Hinweise auf ein Drehen des ungeborenen Kindes bei einer Geburtsfehlhaltung in der Gebärmutter (10).

Weitere hochwertige Studien sind nötig, um die wissenschaftliche Wirksamkeit der Moxibustion zu bestätigen.

Nicht geeignet ist die Moxibustionsbehandlung bei
- Rötungen,
- Schwellungen
- und entzündlichen Erkrankungen.

Welche Arten der Moxibustion gibt es?

Moxibustion mit einem Moxakegel

Moxakraut wird zu einem kleinen Kegel geformt, auf spezielle Akupunkturpunkte auf der Haut gesetzt und angezündet. Häufig wird ein kleines Metallplättchen zur Wärmeweiterleitung unter den Moxakegel gelegt. Alternativ kommen aber auch Ingwer-, Knoblauchscheiben oder Salzkörner in Frage, die wiederum eingesetzt werden, um eine zu starke Erwärmung oder ein Verbrennen der Haut zu vermeiden.

Moxibustion mit Moxazigarren

Moxakraut wird zu Stangen verarbeitet, die Zigarren ähneln. Diese werden entzündet und an Akupunkturpunkte oder entlang von Akupunkturmeridianen gehalten. Der Patient sollte dabei ein angenehmes Wärmegefühl empfinden und eine leichte lokale Rötung auf der Haut sehen.

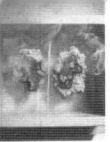

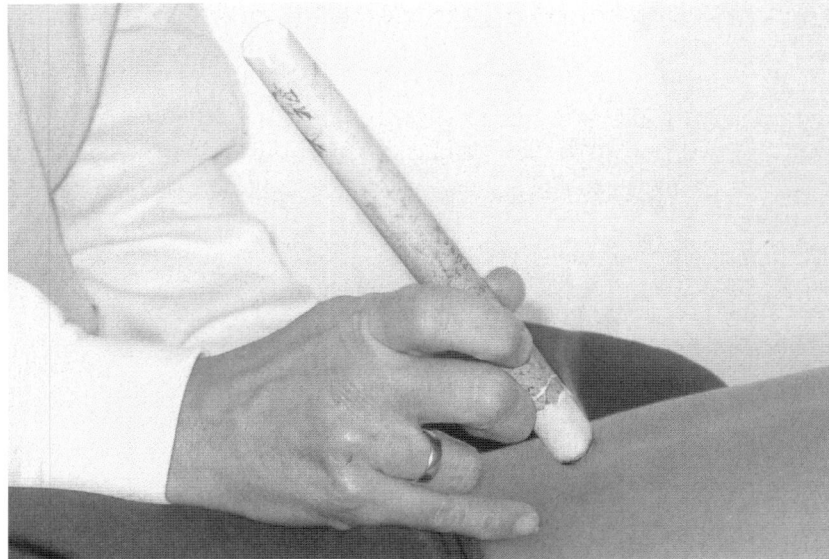

Akupunkturpunkte und Meridiane werden mit Hilfe einer „Moxazigarre" erwärmt und stimuliert

Moxibustion an Akupunkturnadeln

Moxakraut wird auf Akupunkturnadeln gespießt. Nachdem der Akupunkturpunkt gestochen ist, wird es auf der Nadel sitzend entzündet. Die Wärme zieht so durch die Nadel in tiefere Gewebsschichten.

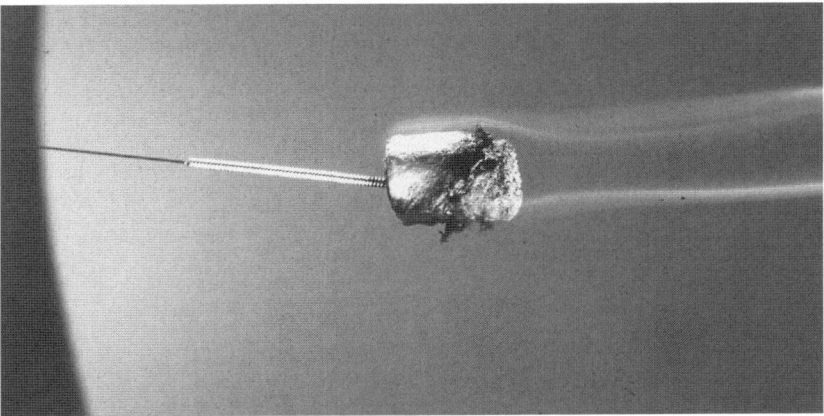

Akupunkturpunkte können durch das Verbrennen von Beifußkraut besonders effektiv stimuliert werden

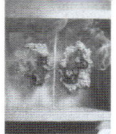

Gibt es Nebenwirkungen der Moxibustion?

Selbst bei korrekter Anwendung können durch das Abbrennen von Moxakraut Verbrennungen, Narbenbildungen oder Hautverfärbungen entstehen. In der Praxis des Westens wird dies aber meist vermieden.

▶ *Info*
Abbrennendes Moxakraut entwickelt einen starken, anhaltenden Geruch.
Therapeutisch hat er keinen Effekt. Sorgen Sie daher für gute Belüftung des
Raumes.

Kann ich die Moxibustion selbst an mir durchführen?

Die Moxibustion können Sie selbst als äußerliche Wärmeanwendung zu Hause durchführen. Sie ist kein invasives (= eindringendes) Verfahren wie die Akupunktur. Bei unsachgemäßer Anwendung können bei der Moxibustion Komplikationen auftreten, wie oben beschrieben, die jedoch unter entsprechender Vorsicht leicht zu vermeiden sind.

In einigen auf TCM-Materialien spezialisierten Apotheken und vereinzelten Asien-Läden sind so genannte Moxazigarren erhältlich. Dies ist gerolltes und getrocknetes Beifußkraut, das abgebrannt und an die Akupunkturpunkte oder Meridiane mit einigen Zentimetern Abstand gehalten werden kann. Sie sollten dabei ein angenehmes Wärmegefühl empfinden und eine leichte lokale Rötung auf der Haut sehen (siehe Abbildung auf S. 54).

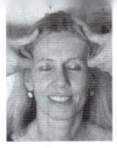
Fragen zur Akupressur

Was versteht man unter Akupressur?

Die Akupressur wird oft als „Akupunktur ohne Nadeln" umschrieben. Es handelt sich dabei um eine manuelle Stimulation der Akupunkturpunkte mit zartem bis kräftigem Fingerdruck.

Das so genannte *Shiatsu* ist die japanische Form der Akupressur. Sie wird in Japan noch innerhalb des Familienkreises durchgeführt. Die chinesische Form wird in China als Bestandteil der Tuina-Massagetherapie (siehe Kapitel Seite 65–71) angewendet.

In der Vorstellung der TCM sollen durch die Stimulation der Akupunkturpunkte Blockaden der Lebensenergie Qi (siehe Seite 15) gelöst und Disharmonien ausgeglichen werden. Die Akupressur kann auf einer Massageliege oder auf einer Bodenmatte durchgeführt werden. Der Therapeut benutzt seine Finger, manchmal auch den Ellenbogen oder die Füße, um Druck auf spezielle Akupunkturpunkte oder besonders schmerzhafte Punkte des Körpers auszuüben. Die Behandlungszeit dauert 30 bis 60 Minuten. Im Allgemeinen wird die Behandlung bis zu einer Besserung der Symptome durchgeführt. In China sieht man die Akupressur als Therapie von Erkrankungen und als ein Mittel zur Gesunderhaltung und Steigerung der Vitalität an. Darum „akupressieren" sich viele Menschen in China täglich selbst.

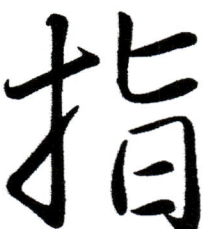
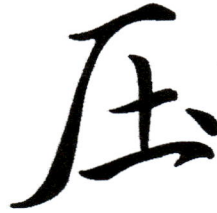

Zhi Ya wird im Chinesischen die Akupressur genannt und bedeutet so viel wie das „Pressen mit den Fingern"

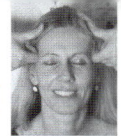

Hilft Akupressur auch aus wissenschaftlicher Sicht?

Einige klinische Studien zeigen eine gute Wirkung der Akupressur bei Übelkeit nach Operationen und in der Schwangerschaft (Morgenübelkeit). Manche Therapeuten setzen die Akupressur in Verbindung mit manueller Massage ein bei Muskel- und Sehnenverspannungen, Gesichts- und Zahnschmerzen, bei Spannungskopfschmerzen, Rückenschmerzen und zur generellen Steigerung der Vitalität. Eine Akupressur zur Vermeidung von Erkrankungen und Steigerung des Wohlbefindens kann täglich angewendet werden (90).

Einige klinische Studien zeigen eine Wirksamkeit der Akupressur bei

- Regelschmerzen (73),
- Schlaflosigkeit (13),
- Übelkeit in der Schwangerschaft (81),
- Übelkeit nach Operationen (1).

Weitere qualitativ hochwertige Studien sind nötig, um die wissenschaftliche Wirksamkeit der Akupressur zu bestätigen.

Wer sollte Akupressur vermeiden?

Obwohl die Akupressur in langsamer, kontinuierlicher Form angewendet wird, können an einzelnen Akupunkturpunkten starke Druckmomente auftreten. Patienten mit Knochenschwund (Osteoporose) sollten daher vorher ihren Arzt konsultieren. Des Weiteren sollten Patienten

- mit erhöhter Blutungsgefahr (auch unter blutverdünnender Medikation),
- mit Gefäßleiden (z.B. chronisch entzündliche Venenerkrankungen),
- mit Zuckerkrankheit,
- mit Gefäßverschlüssen
- sowie Schwangere

vor einer manuellen Therapie ihren Arzt zu diesem Thema befragen.

▶ *Zitat*

„Lernen ist eine Tätigkeit, bei der man das Ziel nie erreicht und zugleich immer fürchten muss, das schon Erreichte wieder zu verlieren."
(Konfuzius, chinesischer Philosoph, 551–479 v. Chr.)

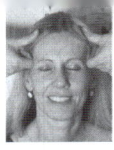

Welche Nebenwirkungen kann Akupressur haben?

Oft fühlen sich die Patienten nach einer Akupressur etwas benommen oder leicht müde. Dieses Gefühl verschwindet schnell und wird traditionell mit dem „Lösen der Qi-Blockaden" (siehe Seite 15) erklärt. Des Weiteren kann ein muskelkaterähnliches Gefühl entstehen, auch Blutergüsse können auftreten. Extrem selten können Nerven und Gewebe verletzt werden. Diese Komplikation ist bei einem guten Akupressur-Therapeuten jedoch sehr selten.

> Besondere Umsicht sollte den Bereichen der Haut mit Rötungen, Schwellungen oder Wunden entgegengebracht werden.

Kann ich mich selbst mit Akupressur behandeln?

In China ist die Eigenakupressur weit verbreitet und ein wichtiger Bestandteil der Volksmedizin. Die Akupressur wird mit der Kuppe des Daumens oder des Zeigefingers ausgeführt. Der Akupressurpunkt sollte mit Druck stimuliert werden. Am Anfang mit noch wenig Druck, später kann der Druck gesteigert werden. Der Akupressurpunkt sollte in Körperregionen mit viel Muskelmasse mit mehr Druck, in Arealen wie dem Gesicht oder an Nervenaustrittsstellen mit mehr Vorsicht massiert werden. Die Massagezeit beträgt an den Punkten in unmittelbarer Nähe der Erkrankung 30 bis 60 Sekunden und in Fernbereichen der Arme und Beine 1 bis 2 Minuten.

▶ *Info*
Die Akupressur gilt in China seit 2000 Jahren als wirkungsvolle Selbsthilfemaßnahme. Sie ist in der Regel einfach durchzuführen und kann gute Behandlungserfolge erzielen.

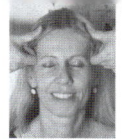

Wie kann ich mich bei Kopfschmerzen und Schulter-Nacken-Verspannungen selbst akupressieren?

Einige besonders effektive Akupressurpunkte gegen Kopfschmerzen und Schulter-Nacken-Verspannungen sehen Sie in den folgenden Abbildungen:

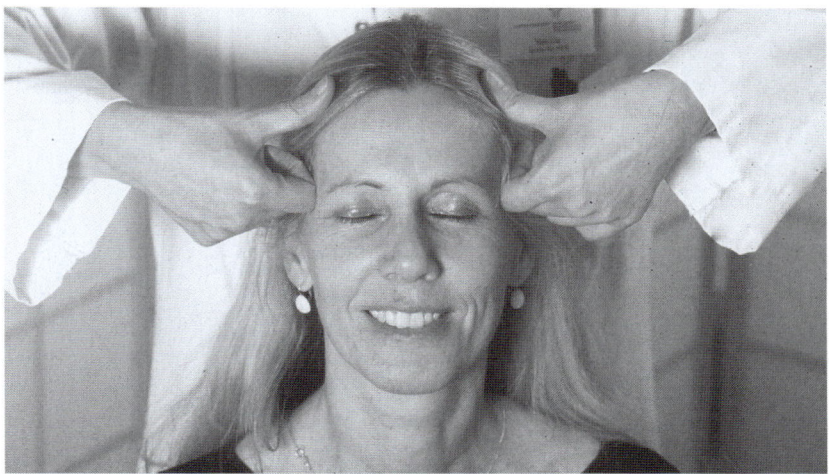

Akupressur des Punktes *Taiyang* bei Schläfenkopfschmerzen und Müdigkeit

Der Akupressurpunkt *Taiyang* (chin. = „größeres Yang" oder nach der westlichen Nomenklatur „Extrapunkt 2") befindet sich eine Mittelfingerbreite in der Verlängerung der Augenbraue und dem seitlichen Ende der Lidfalte. Dieser Punkt kann bei Schläfenkopfschmerzen und Müdigkeit akupressiert werden. Er sollte für 30 Sekunden bis 1 Minute mit den Kuppen des Zeigefingers oder wie in der Abbildung mit dem Zeigefingerknöchel stimuliert werden. Dabei sollten Sie die Druckintensität langsam steigern.

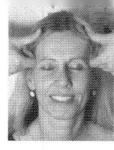
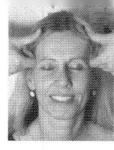

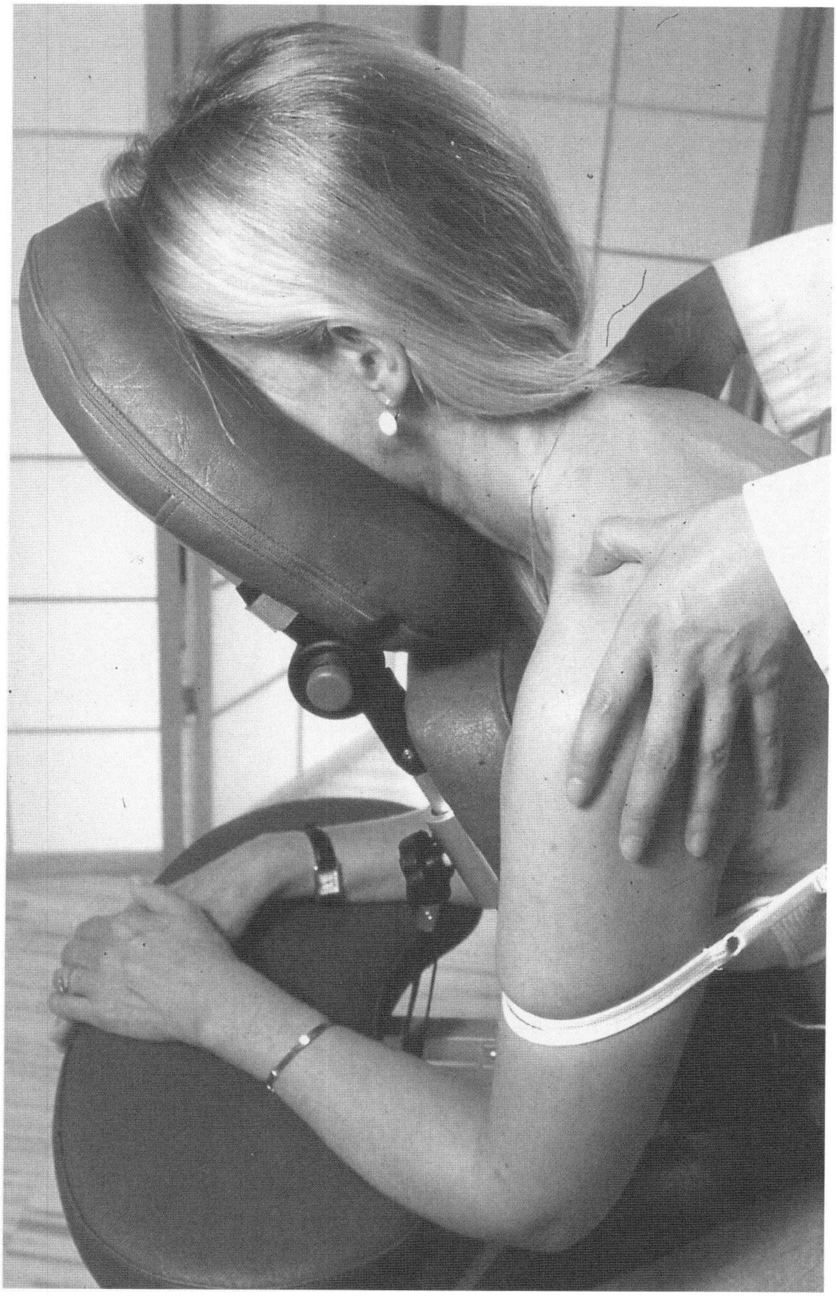

Akupressur bei Kopf- und Nackenschmerzen am Akupressurpunkt Jianjing

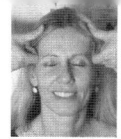

Der Akupressurpunkt *Jianjing* (chin. = „Schulterbrunnen" oder nach der westlichen Nomenklatur „Gallenblase 21") befindet sich auf der Schulter in der Mitte zwischen dem prominent hervorstehenden siebten Halswirbel und dem Schultergelenk.

Dieser Punkt kann bei Schulter-Nacken-Verspannungen akupressiert werden. Er soll vor allem Sehnen- und Muskelverspannungen, die durch Ärger oder Wut hervorgerufen wurden, lösen. Für 1 bis 2 Minuten mit den Kuppen der Daumen stimulieren. Die Druckintensität langsam steigern.

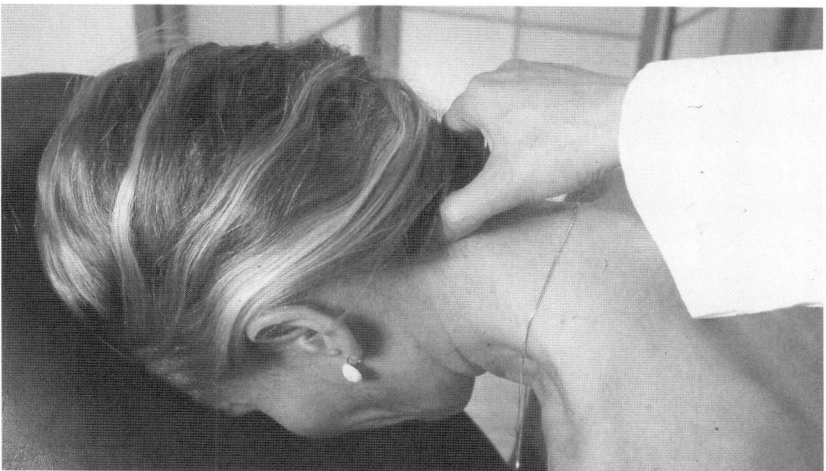

Akupressur bei Schulter-Nacken-Verspannungen und Kopfschmerzen am Akupressurpunkt Fengchi

Der Akupressurpunkt *Fengchi* (chin. = „Teich des Windes" oder nach der westlichen Nomenklatur „Gallenblase 20") befindet sich im Nacken zwischen dem Ansatz des schrägen Halsmuskels und des großen Trapezmuskels. Dieser Punkt kann bei Schulter- und Nackenverspannungen akupressiert werden. Er soll Verspannungen lösen und das zentrale Nervensystem harmonisieren. Stimulieren Sie ihn für 1 bis 2 Minuten mit den Kuppen von Daumen und Zeigefinger. Die Druckintensität sollte langsam gesteigert werden.

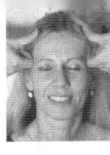

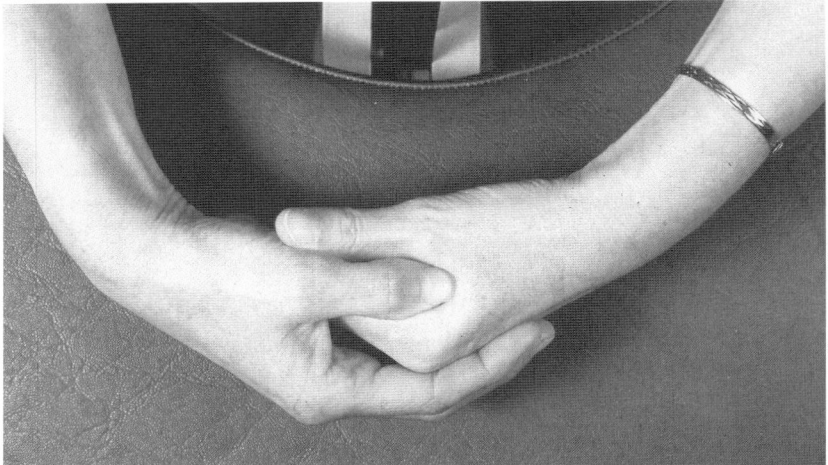

Akupressur bei Gesichts- und Zahnschmerzen am Akupressurpunkt Hegu

Der Akupressurpunkt *Hegu* (chin. = „geschlossenes Tal" oder nach der westlichen Nomenklatur „Dickdarm 4") befindet sich zwischen dem Daumen und Zeigefinger auf der höchsten Erhebung des Handrückenmuskels, wenn der Daumen fest am Zeigefinger anliegt. Dieser Punkt kann bei Gesichts-, Zahn- und bei Kopfschmerzen akupressiert werden. Er gilt als universeller Punkt gegen Schmerzen im Körper. Man sollte ihn nicht länger als 1 bis 2 Minuten mit der Kuppe des anderen Daumens stimulieren. Die Druckintensität sollte sich langsam steigern.

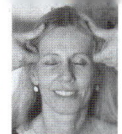

Wie kann ich mich bei Übelkeit selbst akupressieren?

Ein laut mehreren klinischen Studien bewährter Akupressurpunkt gegen Übelkeit (siehe Seite 57) ist der Akupressurpunkt *Neiguan* (chin. = „innerer Pass"):

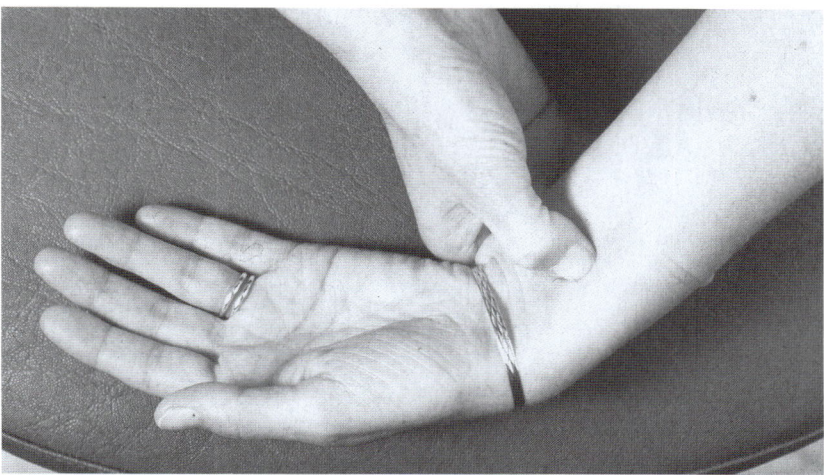

Akupressur bei Übelkeit am Akupressurpunkt Neiguan

Neiguan oder nach der westlichen Nomenklatur „Herzbeutel 6" befindet sich auf der Handgelenkinnenfläche zwei Daumenbreiten von der Handgelenkbeugefalte entfernt zwischen den beiden Beugesehnen des Handgelenks. Dieser Punkt kann für 1 bis 2 Minuten mit der Kuppe des anderen Daumens stimuliert werden. Die Druckintensität langsam steigern.

Übernehmen die Krankenkassen die Kosten für die Akupressur?

Derzeit übernehmen die gesetzlichen Krankenkassen Akupressurbehandlungen nur in Einzelfällen im Rahmen einer konventionellen Massagetherapie. Sollten Sie privat versichert sein, kommt es auf die Art Ihres Krankenversicherungsschutzes an, ob die Kosten für Akupressurbehandlungen teilweise oder ganz von der privaten Krankenkasse übernommen werden. Informieren Sie

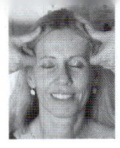 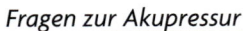
sich vor Beginn einer Akupressurbehandlung über die Kostenübernahmemöglichkeiten bei Ihrer Krankenkasse.

▶ *Zitat*
„Auch ein Weg mit 10.000 Meilen beginnt mit einem Schritt."
(Chinesisches Sprichwort)

Wo kann ich mich mit Akupressur behandeln lassen?

In China hat die Akupressurtherapie eine weite Verbreitung gefunden und wird sowohl in TCM-Kliniken wie -Ambulanzen als auch von Patienten selbst zur Krankheitsprävention angewendet. Im Westen findet die chinesische Massagetechnik erst in den letzten Jahren breitere Aufmerksamkeit. Eine Therapie mit Akupressur wird derzeit oft in Verbindung mit der Tuina-Massagetherapie in speziellen TCM-Fachkliniken, -Ambulanzen oder bei einigen Heilpraktikern und Masseuren angeboten (siehe auch Seite 43). Fragen Sie auch Ihre Krankenkasse nach möglichen Therapeuten in Ihrer Nähe!

Welche Literatur gibt es zur Akupressur?

Wagner, F.: „Heilung auf den Punkt gebracht", Gräfe und Unzer-Verlag, München
Tempelhof, S.: „Akupressur für Kinder", Gräfe und Unzer-Verlag, München
Ohashi, W.: „Shiatsu", Hermann Bauer-Verlag, Freiburg

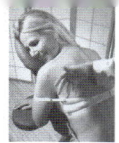

Fragen zur Tuina-Massagetherapie

Was versteht man unter der Tuina-Massagetherapie?

Mit *Tuina* wird eine spezielle Form der Massagetechnik in der TCM bezeichnet. Sie ist eine therapeutische Methode der manuellen Stimulation der Körperoberfläche und spezifischer Akupunkturpunkte. Die Tuina unterscheidet sich von der westlichen Massage durch ihre Grifftechniken, von denen es etwa 300 verschiedene gibt, und durch ihr breiteres Indikationsspektrum. Sie wird angewendet zur Heilung von Krankheit, zur Stabilisation der Patienten bei Erkrankungen und zur Erhaltung und Stärkung der Gesundheit.

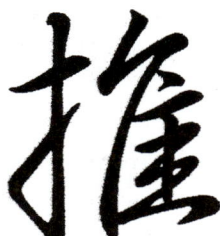 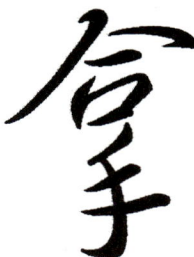

Die chinesischen Schriftzeichen für *Tuina* setzen sich aus den zwei Worten „stoßen" oder „wegschieben" und „mit der Hand aufnehmen" zusammen. Bei den beiden Wortbedeutungen kann man sich die Hin- und Herbewegungen des Masseurs vorstellen.

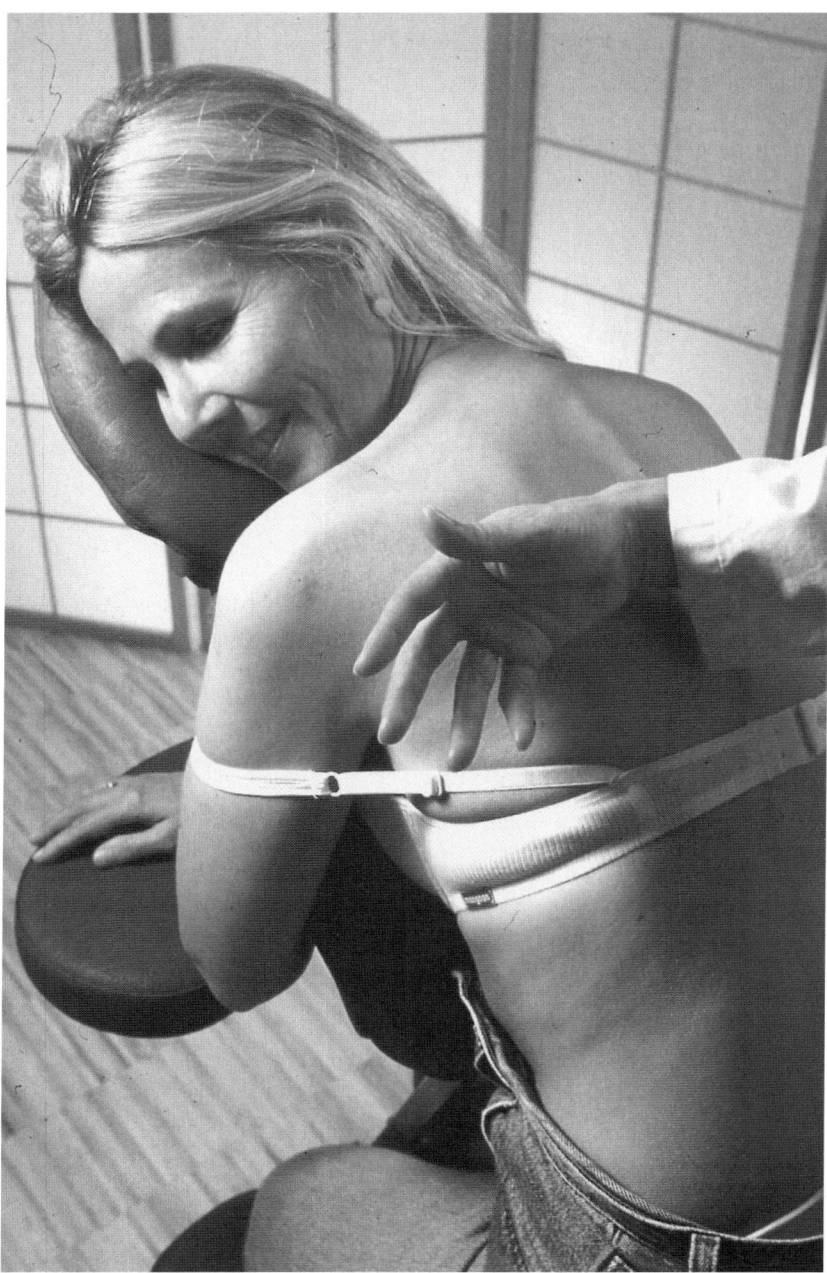

Die Tuina-Massagetherapie erfordert vom Therapeuten abwechselnd Kraft und Fingerspitzengefühl

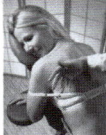

Wo liegen die Ursprünge der Tuina-Massagetherapie?

Die Ursprünge der chinesischen Massage sind sehr alt. Erste schriftliche Überlieferungen finden sich in der Tang-Dynastie (618–907 n. Chr.) im Lehrbuch des *Nan He Jing*, in denen Ärzte von drückenden und hebenden manuellen Manipulationen auf der Haut des Patienten berichten, die einen kurativen Effekt auf Erkrankungen zeigten und eine Gesundheitsstärkung bewirkten. Das Wirkprinzip der Tuina ist nach TCM-Vorstellung eine Lösung von Energieblockaden, ein Zum-Fließen-Bringen der Lebensenergie Qi (siehe Seite 15) und dadurch ein Ausgleich von Ungleichgewichten im Körper. Die heute praktizierte chinesische Massage ist ein wichtiger Bestandteil der TCM.

Welche Arten der Tuina-Massagetherapie gibt es?

In China existieren über 300 verschiedene Schulen der Tuina-Massagetherapie. Im Allgemeinen unterscheidet man fünf Hauptströmungen der Tuina-Massagetherapie (90):

1 therapeutische Erwachsenenmassage,
2 präventive Massage,
3 Kindermassage (unter 12 Jahre),
4 Sportmassage,
5 Qi-Gong-Massage.

Wissenschaftliche Studien zur Tuina-Massagetherapie liegen bisher nur in sehr begrenztem Umfang vor. Die Wirksamkeit ist daher derzeit nicht ausreichend belegt. Einige Studien existieren über die Wirksamkeit von Akupressur (siehe Seite 57), die in China als Bestandteil der Tuina-Therapie gilt.

▶ *Info*
Die Tuina-Massagetherapie sollte nur in Einzelfällen mit anderen TCM-Maßnahmen kombiniert werden, da dem Körper im Sinne einer Reiz-Reaktions-Therapie Zeit gegeben werden muss, auf die Therapiereize zu reagieren.

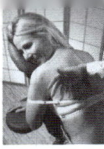

Für welche Erkrankungen kann die Tuina-Massage-therapie angewendet werden?

1 Therapeutische Erwachsenenmassage

Die therapeutische Erwachsenenmassage wird nach den Vorstellungen der TCM bei verschiedenen Erkrankungen zur Heilung oder Linderung der Beschwerdebilder eingesetzt:

- orthopädische Erkrankungen wie Gelenkerkrankungen,
- Muskel- und Bänderzerrungen,
- neurologische Erkrankungen wie Nervenlähmungen, Ischialgie („Hexenschuss"), angeborener Schiefhals, Kopfschmerzen,
- psychosomatische Erkrankungen wie Schlaflosigkeit, Depression.

2 Präventive Massage

Diese Form der Massage sollte mehrmals wöchentlich bis zu täglich durch den behandelnden Therapeuten oder durch den Patienten als Selbstmassage angewendet werden. Sie beinhaltet meist sanftere Manipulationen und eine längere Behandlungsdauer (mindestens 45 Minuten pro Behandlung) als die kurative Erwachsenenmassage. Sie dient

- zur Erhaltung der Gesundheit und zur Prävention von Krankheit.

3 Kindermassage (unter 12 Jahre)

Die Technik der „Kindermassage" ähnelt der „Erwachsenenmassage", jedoch wird sie sanfter durchgeführt und die Reflexzonenmassage der kindlichen Handinnenflächen oder Fußinnenflächen ergänzend hinzugefügt. Sie wird angewendet bei

- kindlichen Verdauungsstörungen, Durchfällen, Verstopfung, Schiefhals,
- zur Gesundheitserhaltung.

4 Sportmassage

Die „Sportmassage" sollte vor und nach sportlicher Betätigung angewendet werden, um Muskelverspannungen, Bänderüberdehnungen und Gelenküberbelastungen zu vermeiden.

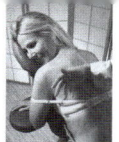

5 Qi Gong-Massage

Bei der „Qi Gong-Massage" macht der Therapeut während der Behandlung selbst spezielle Qi Gong-Übungen. Dabei überträgt er sein eigenes Qi auf den Patienten, oder er nimmt das krank machende Qi des Patienten auf und „reinigt" es. Dies soll nach Vorstellung der TCM zur Stabilisation oder zum Aufbau der Gesundheit bei meist chronischen Erkrankungen dienen.

Wie läuft eine Tuina-Massagebehandlung ab?

Die einzelne Tuina-Behandlung kann etwa 15 bis 60 Minuten dauern. Je nach Beschwerdebild und therapeutischer Zielsetzung werden einige wenige Behandlungen oder mehrere Behandlungszyklen mit jeweils 10 Behandlungen von Ihrem TCM-Therapeuten vorgeschlagen.

Nach einer ausführlichen Anamneseerhebung und Indikationsstellung für die Tuina-Behandlung wird in der Regel über das zu massierende Körperareal ein Baumwolltuch gelegt, auf dem der behandelnde Therapeut die Massagebehandlung durchführt. Dies soll eine Hautirritation durch die meist kräftigen Massagetechniken vermeiden. Je nach Beschwerdebild werden auch Talkumpuder oder Öle zu diesem Zweck verwendet oder bei geringerer Stimulation auf ein Tuch verzichtet.

Zuerst kann je nach Tuina-Schule eine muskuläre Lockerung des betroffenen Körperareals durch rollende Bewegungen mit der Handkante des Behandlers erfolgen.

Danach können nach der Vorstellung der TCM mit speziellen Tuina-Grifftechniken Energieblockaden im Körper gelöst, die Lebensenergie Qi zum Fließen gebracht und dadurch ein Ungleichgewicht im Körper ausgeglichen werden. Hierfür stimulieren die Behandler auch Akupunkturpunkte manuell (auch als Akupressur bekannt, siehe Seite 56) und führen manuelle Manipulationen entlang der Akupunkturmeridiane aus (siehe Seite 16).

Zum Schluss der Behandlung kann das massierte Körperareal noch einmal durch rollende Bewegungen mit der Handkante oder durch streichende Bewegungen mit der Handfläche des Therapeuten gelockert werden.

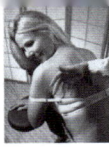
Bei welchen Erkrankungen sollte man sich nicht mit der Tuina-Massage behandeln lassen?

Bei folgenden Erkrankungen sollten Sie keine Tuina-Massage vornehmen lassen oder nur nach gründlicher Absprache mit Ihrem Tuina-Therapeuten sowie Ihrem Hausarzt (90):

- Hauterkrankungen,
- Herzkranzbeschwerden,
- Knochenschwund (Osteoporose),
- degenerative Wirbelsäulenerkrankungen (insbesondere bei Morbus Bechterew),
- nicht versorgte Knochenbrüche,
- onkologische (Krebs-)Erkrankungen,
- Tuberkulose,
- verschlossene Gefäße,
- verstärkte Blutungsneigung,
- (relativ) in der Schwangerschaft.

Wann sollte die Tuina-Massagebehandlung begonnen werden?

Die Tuina-Behandlung kann je nach Indikation und therapeutischer Zielsetzung sowohl im akuten, chronischen oder latenten Stadium einer Erkrankung angewendet werden. Der bestmögliche Zeitpunkt zum Start einer Tuina-Behandlung hängt daher ganz individuell vom jeweiligen Beschwerdebild ab. Fragen Sie Ihren Arzt und Tuina-Therapeuten!

▶ *Info*
Der Vorbeugung von Erkrankungen wird in China große Bedeutung beigemessen.
Ein chinesisches Sprichwort sagt: „Man behandle die Probleme, solange sie klein sind!"

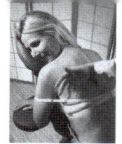

Wo kann ich mich mit der Tuina-Massage behandeln lassen?

In China ist die Tuina-Therapie sehr verbreitet und wird sowohl in TCM-Kliniken, -Ambulanzen als auch von Patienten selbst zur Krankheitsprävention angewendet.

Im Westen findet die chinesische Massagetechnik erst in den letzten Jahren größere Aufmerksamkeit. Eine Therapie mit Tuina wird derzeit in speziellen TCM-Fachkliniken, -Ambulanzen und von speziell ausgebildeten Masseuren angeboten (siehe hierzu auch Seite 43). Fragen Sie auch Ihre Krankenkasse nach Therapeuten in Ihrer Nähe!

Wird Tuina von den Krankenkassen bezahlt?

Derzeit übernehmen die gesetzlichen Krankenkassen nur in Einzelfällen im Rahmen einer konventionellen Massagetherapie Tuina-Massagebehandlungen. Sollten Sie privat versichert sein, kommt es auf die Art Ihres Krankenversicherungsschutzes an, ob die Kosten für die Tuina-Massage teilweise oder ganz von der privaten Krankenkasse übernommen werden. Informieren Sie sich vor Beginn einer Tuina-Massagebehandlung über die Kostenübernahmemöglichkeiten bei Ihrer Krankenkasse.

Welche Literatur gibt es zur Tuina-Massage?

Fan, C., Hummelsberger, J., Wislsperger, G.: „Tuina", Irisiana-Verlag, München
Mercati, M.: „Tuina-Massage", Urania-Verlag, Neuhausen
Fan, Ya-Li: „Chinesische Heilmassage für Kinder", Ansata-Verlag, Interlaken
Jinxue, L., und Yuanping, W.: „Die Tuina-Behandlung", Erich Wühr-Verlag, Kötzting
Meng, A.: „Lehrbuch der Tuina-Therapie", Haug-Verlag, Stuttgart

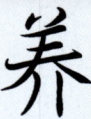

Fragen zur TCM-Ernährungslehre

Wo liegen die Ursprünge der TCM-Ernährungslehre?

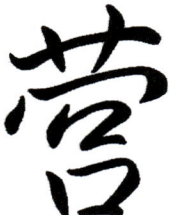 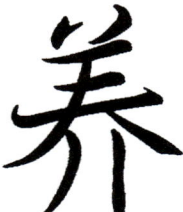

Die chinesischen Schriftzeichen für die Ernährungslehre heißen *Ying Yang*. Ying bedeutet so viel wie „regulieren", „verwalten" oder „planen" und Yang etwa „die Ernährung". Die Ernährungslehre wird sozusagen als „die Ernährung in die richtigen Bahnen lenken" beschrieben

Bei der TCM-Ernährungslehre handelt es sich um eine Kombination von Kräutern und Nahrungsmitteln des täglichen Gebrauchs. Ihre Ursprünge lassen sich in China bis zu 1000 v. Chr. zurückverfolgen (77). Sie deckt sich nur zum Teil mit den modernen ernährungsmedizinischen Erkenntnissen und sollte vor der Anwendung von einem Arzt geprüft werden. Die TCM-Ernährungslehre wird zum Aufbau der Gesundheit, zur Prävention von Krankheit und zur Heilung eingesetzt. Die Kräuter und Nahrungsmittel werden charakterisiert durch:

Wirkung im menschlichen Körper	kalt
	kühl
	heiß
	warm
	neutral
Wirkung auf die TCM-Organsysteme	süß
	sauer
	bitter
	scharf,
	zusammenziehend
	neutral

Temperaturen und Geschmacksrichtungen als Wirkungen von Kräutern und Nahrungsmitteln

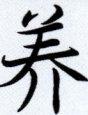

Mit Kälte, Kühle, Hitze und Wärme ist nicht die Temperatur der Kräuter oder Nahrungsmittel gemeint, sondern ihre stoffcharakterliche Wirkung im Körper.

Bei der Wirkung auf die TCM-Organsysteme ist zu beachten, dass die Geschmacksrichtungen nicht bei Organen im westlich-anatomischen Sinn wirken.

Die Kräuter und Nahrungsmittel werden nach ihrem Stoff- und Energiecharakter gezielt kombiniert und eingesetzt, um Ungleichgewichte im Körper auszugleichen und Gesundheit zu schaffen oder zu erhalten. Die TCM-Ernährungslehre macht einen wesentlichen Bestandteil der TCM aus und hat in China eine weite Verbreitung gefunden. In den letzten Jahren findet sie auch in Europa immer mehr Interesse, wobei Therapien derzeit in speziellen TCM-Ambulanzen und -Fachkliniken, bei Ernährungsberatern und Heilpraktikern angeboten werden.

▶ Zitat
„Das Essen ist für das Volk der Himmel." (Chinesisches Sprichwort)

Was sagt die Wissenschaft zur TCM-Ernährungslehre?

Zurzeit gibt es im Westen keine Studienergebnisse über die Wirkungsweise, Indikationen und therapeutischen Erfolge der TCM-Diätetik als Gesamttherapiekonzept. Einzelne Studien befassen sich jedoch mit der Wirkungsweise von Nahrungsmitteln, die auch in der TCM-Ernährungslehre vorkommen, und bestätigen Teile des chinesischen Ernährungskonzepts.

Ein Beispiel: Die Wirksamkeit des Ingwers in Bezug auf eine Erhöhung der Magenaktivität, nach Vorstellungen der TCM tabellarisch dargestellt:

Nahrungsmittel, Kräuter	Stoffcharakter	Indikationen	Art der Anwendung
Ingwer (frisch)	scharf, warm, wirkt auf Milz, Magen, Lunge	Erbrechen, Nahrungsstagnation, Asthma, schleimiger Husten, Gelenkschmerzen	gekocht, als Dekokt

Tabellarische Auflistung der Ingwerwurzeleigenschaften aus der TCM-Ernährungslehre nach Zhang, E. (91)

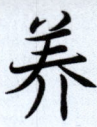

Die Wirkung von Ingwer

In einer Studie wurde die Magenaktivität nach Einnahme von Ingwerextrakt bei zwölf Probanden, die 10 Stunden gefastet hatten, überprüft und danach nach Einnahme einer Mahlzeit. Die Placebogruppe bekam jeweils ein Placebomedikament. Es zeigte sich, dass es sowohl nach dem Fasten als auch nach der Mahlzeit im Gegensatz zu der Placebogruppe zu einer deutlichen Erhöhung der Magenaktivität in der Behandlungsgruppe kam (55).

> **Rezept gegen Übelkeit oder Erbrechen mit Völlegefühl, Druckschmerzhaftigkeit im Bauchraum**
> **(nach Zhang, E. [91], und Hengesbach, D.):**
>
> Frischen Ingwer säubern, die Außenhaut entfernen. Danach reibt man den frischen Ingwer (pro Tasse etwa 1 Esslöffel) und lässt ihn 15 Minuten mit 2 Tassen Wasser köcheln. Absieben und etwas abkühlen lassen. Bei Bedarf mit Honig süßen und lauwarm nach den Mahlzeiten oder direkt nach akuten Brechattacken den Sud schluckweise trinken. Bei Anhalten der Beschwerden sollten Sie umgehend einen Arzt aufsuchen.

Die Wirkung von Knoblauch

Ein weiteres Beispiel für die Wirksamkeit von Nahrungsmitteln sind Knoblauchzehen. Sie wirken für die TCM folgendermaßen gegen das Symptom „Magenschmerzen":

Nahrungsmittel, Kräuter	Stoffcharakter	Indikationen	Art der Anwendung
Knoblauch	scharf, warm, wirkt auf Milz, Magen, Lunge	Bauchschmerzen, Husten, Nahrungsstagnation, Durchfall, antientzündlich	roh, gestampft für den Saft, gekocht

Tabellarische Auflistung der Knoblauchzehen-Charakteristika nach der TCM-Ernährungslehre nach Zhang, E. (91)

In einer wissenschaftlichen Untersuchung zur Wirksamkeit von Knoblauch gegen den Magenkeim Helicobacter pylori, der mit dem Symptom Magen-

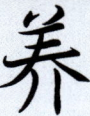

schmerzen einhergehen kann, wurde im Rahmen einer Vorsorgeuntersuchung des Magens von 214 Chinesen eine Magenschleimprobe entnommen. Die untersuchten Probanden lebten in einer Provinz mit extrem niedriger Magenkrebsrate. Zusätzlich wurden ihre Ernährungsgewohnheiten erfragt und die Proben auf Helicobacter pylori untersucht, ein Bakterium, das oft im Zusammenhang mit Magenkrebs auftritt. Es zeigte sich, dass mit zunehmendem Knoblauchkonsum weniger Helicobacter pylori in den Schleimhautproben gefunden wurde (87).

▶ *Info*
In China fragt man, wenn man sich nach dem Befinden eines Freundes erkundigen möchte, nicht nur „Wie geht es dir?", sondern auch „Hast du schon gegessen?".

Rezept (nach Zhang, E.) gegen Magenschmerzen, die durch Druck und Wärme gelindert werden:

Einige Knoblauchzehen enthäuten und in leicht kochendem Wasser ca. 5 bis 10 Minuten mit etwas braunem Zucker kochen. Den Sud nach den Mahlzeiten lauwarm trinken. Dieses Rezept sollten Sie nicht bei hohem Blutdruck anwenden. Bei Anhalten der Beschwerden sollten Sie umgehend einen Arzt aufsuchen.

Was sollte vor dem Beginn einer Ernährung nach TCM-Kriterien beachtet werden?

Bevor dem Patienten die TCM-Diät verordnet wird, sollte eine gründliche internistische Untersuchung erfolgen. Je nach dem Beschwerdebild ist eine weiterführende Untersuchung in anderen medizinischen Fachgebieten erforderlich. Diese Untersuchungen sollten die Kontraindikationen für die Anwendung einer TCM-Diät ausschließen.

Kontraindikationen zum Einsatz der TCM-Diätetik

- Bekannte Allergien gegen die verwendeten Kräuter oder Nahrungsmittel,
- eventuell auftretende Nebenwirkungen wie Übelkeit, Erbrechen, Durchfall, Verstopfung, Schwindel,
- relative Kontraindikation während der Schwangerschaft und Stillzeit,

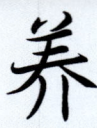

● bei Zuckerkrankheit (Diabetes mellitus), Asthma, Herzschwäche, Bluthochdruck und niedrigem Blutdruck, eingeschränkter Leber- und Nierenaktivität.

> Halten Sie bitte vor der Anwendung der TCM-Ernährungslehre Rücksprache mit Ihrem Hausarzt!

Gibt es beim Einsatz der TCM-Ernährungsweisen Nebenwirkungen?

Sehr selten auftretende Nebenwirkungen durch die TCM-Ernährungsweisen:
● Übelkeit, Erbrechen, Durchfall, Verstopfung, Schwindel,
● Flüssigkeitsretention (= stark verminderte bzw. blockierte Flüssigkeitsausfuhr) oder gesteigerte Flüssigkeitsausfuhr.
● Bei Allergien gegen die verordneten Kräuter oder Nahrungsmittel kann es zu Ödembildung, Hautausschlag und Kreislaufschock kommen.

▶ *Zitat*
„Freude ist eine gesunde Kost." (Chinesisches Sprichwort)

Wie lange sollte die TCM-Ernährungsmedizin durchgeführt werden?

Die chinesische Ernährungslehre wird in zwei große Kategorien eingeteilt: zum einen das Nutzbarmachen einer speziellen Ernährung zur akuten Therapie von Erkrankungen. Diese Form der Ernährung wird häufig kombiniert mit anderen Therapieformen wie der Akupunktur oder der chinesischen Arzneimitteltherapie und über einen kurzen Zeitraum von Wochen bis Monaten angewendet. Die andere Form der Ernährungslehre richtet sich mehr auf die Prävention von Erkrankungen und die Erhaltung und Stärkung der Gesundheit. Diese Form kann über Jahre eingesetzt werden. Wichtig ist, dass Sie mit Ihrem Hausarzt die Ernährungsumstellung abstimmen, um mögliche Kontraindikationen für die Ernährungstherapie nach den Kriterien der TCM auszuschließen (siehe Seite 75). Eine kontinuierliche ärztliche Betreuung ist während der ganzen Therapie wünschenswert.

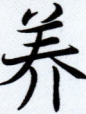

Wie werden unsere westlichen Nahrungsmittel in der TCM-Ernährungslehre bewertet und eingesetzt?

Sehen Sie hierzu die tabellarische Auflistung von Nahrungsmitteln und Kräutern nach Stoffcharakter und Wirkungen auf den Körper sowie deren Zubereitungsformen nach den Vorstellungen der TCM (91). Dabei ist festzuhalten, dass die in der Spalte „Stoffcharakter" genannten Organe nicht mit unseren Organen übereinstimmen (siehe Seite 17).

Nahrungsmittel, Kräuter	Stoffcharakter	Indikationen	Art der Anwendung
weißer/polierter Reis	süß, warm, wirkt auf Milz, Magen	Magen-Darm-Verstimmungen, Durchfälle	gedämpft, als Brei
Weizen	süß, kalt, wirkt auf Herz, Milz, Nieren	siehe weißer/polierter Reis	gemahlen, gekocht, als Dekokt
Äpfel	süß, kalt, wirkt auf Magen	siehe weißer/polierter Reis, gegen unerwünschte Alkoholüberhangeffekte	roh, ausgepresst, als Marmelade
Bananen	süß, kalt, wirkt auf Lunge, Dickdarm	Verstopfungen, Hämorrhoiden	roh, gedämpft
Birnen	süß, kalt, wirkt auf Lunge	Verstopfung, zähflüssiger Hustenschleim	roh, ausgepresst, als Gelee
Weintrauben	süß-sauer, neutral, wirkt auf Lunge, Milz, Nieren	Blutarmut, trockener Husten, Ödeme, Gelenkschmerzen, Nachtschweiß	roh, eingeweicht in Wein, ausgepresst, als Dekokt
Süße Mandeln	süß, neutral, auf Lunge, Dickdarm	Befeuchtung der Lunge, Asthma, Verstopfung	roh, pulverisiert, als Dekokt
Erdnüsse	siehe süße Mandeln, wirkt auf Magen	siehe süße Mandeln, Magengeschwüre	roh, gekocht, als Dekokt

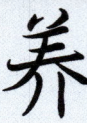

Nahrungsmittel, Kräuter	Stoffcharakter	Indikationen	Art der Anwendung
Spinat	süß, kühl, wirkt auf Dickdarm, Magen	Blutarmut, Verstopfung	gekocht
Blattsalat	bitter-süß, kühl, wirkt auf Magen, Dickdarm, Nieren	verhaltene Urination, Verstopfung	roh, angebraten
Möhren	süß, neutral, wirkt auf Lunge, Milz	schlechte Verdauung, Husten	roh, gekocht
Schlangengurken	süß, kühl, wirkt auf Milz, Magen, Dickdarm	Halsschmerzen, Verbrennungen	roh, ausgepresst
Mais	süß, neutral, wirkt auf Magen, Herz, Dickdarm	verhaltene Urination, Herzschwäche, Verstopfung	gekocht
Tomaten	süß, kühl, wirkt auf Magen, Leber, Dickdarm	Durst, Appetitlosigkeit, Verstopfung, Bluthochdruck	roh, ausgepresst, gekocht
Schweinefleisch	süß-salzig, neutral, wirkt auf Milz, Magen, Nieren	fieberhafte Erkrankungen, zur Stärkung nach Geburten, trockener Husten	gegrillt, gedämpft, gekocht
Rindfleisch	süß, warm, wirkt auf Milz, Nieren	Magersucht, Schwäche der Gelenke, Magenschmerzen	s. Schweinefleisch
Hühnerfleisch	süß, warm, wirkt auf Leber, Nieren	konsumierende Erkrankungen, Fieber, Darmverstimmungen	s. Schweinefleisch
Karpfen	süß, kalt, wirkt auf Milz, Nieren	eingelagertes Wasser, Erbrechen	gedämpft, gekocht
Kristallzucker	süß, neutral, wirkt auf Lunge,	trockener Husten, Asthma, Erschöpfung	pulverisiert, als Dekokt

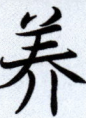
Nahrungsmittel, Kräuter	Stoffcharakter	Indikationen	Art der Anwendung
Honig	süß, neutral, wirkt auf Lunge, Milz, Dickdarm	trockener Husten, Verstopfung, harter Stuhl	roh
Speisesalz	salzig, kalt, wirkt auf Magen, Nieren, Dick-, Dünndarm	löst Erbrechen aus, Bauchschmerzen, Halsschmerzen, Hautgeschwüre	gelöst in Wasser, Umschläge auf die Haut
Pfeffer (schwarz)	scharf, heiß, wirkt auf Magen, Dickdarm	gegen Erbrechen, Nahrungsstagnation, Verdauungsprobleme, Durchfall	pulverisiert, als Dekokt
Ingwer (frisch)	scharf, warm, wirkt auf Milz, Magen, Lunge	Erbrechen, Nahrungsretention, Asthma, produktiver Husten, Gelenkschmerzen	gekocht, als Dekokt
Knoblauch	scharf, warm, wirkt auf Milz, Magen, Lunge	Bauchschmerzen, Husten, Nahrungsretention, Durchfall, antiseptisch	roh, gestampft für den Saft, gekocht
Koriander	scharf, warm, wirkt auf Lunge, Milz	löst Schwitzen aus, hilft der Verdauung, Nahrungsretention	roh, gekocht, gebraten, als Dekokt
Petersilie	süß-salzig, wirkt auf Magen, Leber, Leber, Nieren	Bluthochdruck, Ödeme, schlechte Verdauung	roh, gekocht als Tee
Kuhmilch	süß, neutral, wirkt auf Herz, Lunge, Magen	Schluckstörungen, stärkt Lunge und Magen, Erschöpfung, Verstopfung	sterilisiert, gekocht
Grüner Tee	bitter-süß, kalt, wirkt auf Herz, Lunge, Magen	Erschöpfung, Kopfschmerz, Darmverstimmung, Durst	als Dekokt

Auszüge aus der TCM-Ernährungslehre (91)

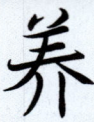

Was ist unter einer Ernährung nach den Fünf Elementen zu verstehen?

In der Lehre der Fünf Wandlungsphasen (siehe Seite 18) sind die Organe des Körpers mit bestimmten Geschmacksrichtungen verbunden:

Beispiel: „Bunter Salat nach den Fünf Wandlungsphasen"

Bunter Salat	Balsamico-Essig	Rucola-Salat	Mais, Olivenöl	Radieschen, Pfeffer	Salz
Geschmack	sauer	bitter	süß	scharf	salzig
Element	Holz	Feuer	Erde	Metall	Wasser
Organpaar	Leber/Gallenblase	Herz/Dünn-darm	Milz/Bauch-speicheldrüse	Lunge/Dickdarm	Niere/Blase
Emotion	Wut	Freude	Grübeln	Trauer	Angst
Jahreszeit	Frühling	Sommer	Spätsommer	Herbst	Winter

Schematisierte Darstellung der Geschmackszuordnungen nach den Fünf Wandlungsphasen am Beispiel eines „Bunten Salates"

Für die TCM kann anhand der Ernährung gemäß den Fünf Wandlungsphasen durch gezielte Auswahl der Speisen eine Stärkung oder Harmonisierung von Organen und gekoppelten Emotionen erreicht werden (siehe Tabelle oben). Zusätzlich werden Farbe und Form des Nahrungsmittels betrachtet und den Fünf Wandlungsphasen oder Organen zugeordnet.

Im Gegensatz zum Kochen nach den Fünf Wandlungsphasen (siehe Seite 81) ist eine genaue Reihenfolge der Nahrungszubereitung nicht von vorrangigem Interesse. Für diese Form der Ernährung gibt es aktuell keine wissenschaftliche Grundlage. Bei vorliegenden medizinischen Problemen sollten Sie vor Beginn einer Ernährungstherapie Ihren Hausarzt konsultieren.

▶ *Zitat*
„Von Natur aus sind die Menschen fast gleich; erst die Gewohnheiten entfernen sie voneinander."
(Konfuzius, chinesischer Philosoph, 551–479 v. Chr.)

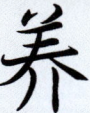

Was bedeutet das Kochen nach den Fünf Elementen?

Das Kochen nach den Fünf Elementen oder zutreffender übersetzt nach den Fünf Wandlungsphasen ist als eine neuere Kreation des Westens zu betrachten. Ihre Ursprünge sind in der Vorstellung der Fünf Wandlungsphasen begründet (siehe Seite 18) und beinhalten einen strukturierten Kochablauf im Zyklus der Fünf Elemente. Durch diesen Ablauf soll die Stärkung und Harmonisierung der Lebensmittel im Ganzen bewirkt werden.

Ein Beispiel kann Ihnen diese Art des Kochens und der Zutatenauswahl verdeutlichen.

Frischkäseaufstrich nach den Fünf Elementen, zubereitet mit stärkender Wirkung des Holz-Elementes (nach D. Hengesbach)

Erdelement

1 Möhre putzen, schälen und fein in eine Schüssel reiben,
1/2 TL gemahlenen Kümmel darüber geben und umrühren.

Metallelement

1 Zwiebel abziehen, über die Möhren reiben,
1/2 Bund Schnittlauch in feine Röllchen schneiden, mit einer Prise Pfeffer in die Schüssel geben und umrühren.

Wasserelement

Etwas Salz in die Schale geben und umrühren.

Holzelement

200 g Frischkäse in die Schüssel geben und umrühren.

Feuerelement

Eine Prise Paprikapulver dem Gemisch zufügen und zum letzten Mal umrühren.

▶ Zitat
„Ein Tag des Kummers ist länger als ein Tag der Freude."
(Chinesisches Sprichwort)

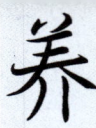

Übernimmt die Krankenkasse die Kosten für Beratungsgespräche über die TCM-Ernährungslehre?

Derzeit übernehmen die gesetzlichen Krankenkassen die Kosten für eine Ernährungsberatung nach den Richtlinien der TCM nicht. Sollten Sie privat versichert sein, kommt es auf die Art Ihres Krankenversicherungsschutzes an, ob die Kosten für die TCM-Ernährungsberatung teilweise oder ganz von der privaten Krankenkasse übernommen werden. Informieren Sie sich vor Beginn einer TCM-Ernährungsberatung über die Kostenübernahmemöglichkeiten bei Ihrer Krankenkasse.

Wie finde ich Therapeuten und Literatur, die mich in der TCM-Ernährungslehre beraten können?

Eine Reihe von TCM-Kliniken und -Ambulanzen sowie einige selbstständige Ernährungsberater und Heilpraktiker bieten TCM-Ernährungsberatungen an. Sie können sich an Ihre Krankenkasse wenden, wenn Sie eine entsprechende Stelle in Ihrer Nähe suchen. Des Weiteren können Sie bei den verschiedenen Institutionen oder Praxen anfragen (siehe Seite 43).

Literatur

Zhang, X., und Rias-Bucher, B.: „Chinesische Heilküche", Ludwig-Verlag, München

Schneider, K.: „Kraftsuppen nach der chinesischen Heilkunde", Joy-Verlag, Sulzberg

Temelie, B.: „Ernährung nach den Fünf Elementen", Joy-Verlag, Sulzberg

Farnow, M., und Farnow, J.: „Fünf Elemente Ernährung", Gräfe und Unzer-Verlag, München

Engelhard, U., und Hempen, C.H.: „Chinesische Diätetik", Urban und Fischer-Verlag, München

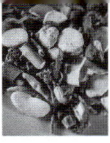

Fragen zur chinesischen Arzneimitteltherapie

Auf welche Ursprünge geht die chinesische Arzneimitteltherapie zurück?

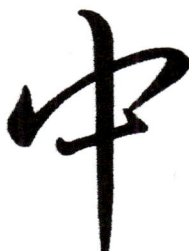 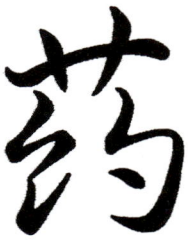

Chinesische Zeichen für Arzneimittel (*Zhong Yao* = „chinesische Arznei")

Die theoretisch-philosophischen Grundlagen der Arzneimitteltherapie existierten gleichzeitig neben der Akupunktur, der Moxibustion, der Ernährungs- und Bewegungslehre über einen großen Zeitraum (ca. 1000 Jahre) in China und entstanden auf der naturphilosophischen Grundlage des „Taoismus". In diesem Ideensystem, das den menschlichen Körper anhand der Yin-Yang- und der Fünf-Wandlungsphasen-Lehre erklärte, suchte man durch die Kenntnis dieser Zusammenhänge Krankheit abzuwenden und das Leben zu verlängern.

Die ältesten uns überlieferten Schriften, die die medizinische Anwendung von pflanzlichen, tierischen und mineralischen Stoffen als Therapie gegen Krankheiten beschreiben, sind die Texte aus einer Grabanlage bei *Changsha* von 168 v. Chr. (*Mawangdui*-Handschriften) (77).

Heutzutage hat die Arzneimitteltherapie einen herausragenden Stellenwert in der TCM und China eine weite Verbreitung in. In den westlichen Ländern ist aufgrund von Importproblemen, mangelhafter Sachkenntnis und unzureichenden Qualitätsstudien ihr Anteil nur gering.

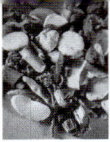
▶ *Info*
Wesentliche Grundlage der chinesischen Arzneimitteltherapie ist der Tao-
ismus, eine Philosophie und Weltanschauung, die religiösen Charakter hat.
Wissenschaftliche Ergebnisse zu ihrer Wirksamkeit liegen nur begrenzt vor.

Was versteht man unter der chinesischen Arzneimitteltherapie?

Die Arzneimittel der TCM sind eine spezifisch auf das Beschwerdebild des Patienten abgestimmte Kombination meist mehrerer Heilkräuter, Mineralien oder tierischer Bestandteile, die die Gesundheit erhalten, die Erkrankung des Patienten heilen oder reinen Zustand stabilisieren sollen.

Wie wirkt die chinesische Arzneimitteltherapie?

In der Vorstellung der TCM werden die verschriebenen Bestandteile nach Geschmack, dynamischen Aktionen im Körper und Auswirkungen auf Organsysteme klassifiziert und rezeptiert. Die Geschmacksarten werden in süß, salzig, sauer, bitter, scharf, zusammenziehend und neutral unterteilt. Jede Geschmacksart hat eine spezifische Wirkung auf den Körper (vergleiche auch die

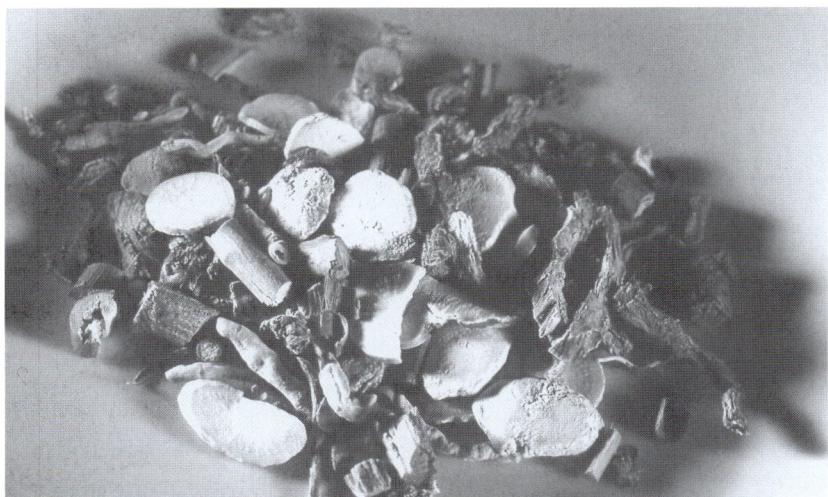

Ein chinesisches Arzneimittel kann verschiedene pflanzliche, mineralische und tierische Wirkstoffe enthalten

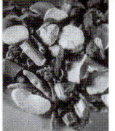

Tabelle auf Seite 20). Die Arzneiaktionen werden dynamisch mit hebend, absteigend, senkend und hervortretend charakterisiert und geben die Richtung der Arzneimittelaktionen im Körper an.

Einige Arzneimittel wirken direkt auf spezielle Organe oder Organmeridiane, wobei hervorzuheben ist, dass es sich hierbei um die TCM-Organdefinitionen handelt, die nicht mit der westlichen Organanatomie übereinstimmen (siehe Seite 17). Wissenschaftliche Studien zur Wirkweise von chinesischen Arzneimitteln liegen nur in sehr geringem Umfang vor. Aktuell ist die chinesische Arzneimitteltherapie in ihrer Wirksamkeit noch nicht hinreichend wissenschaftlich belegt und anerkannt.

Was halten Wissenschaftler von den chinesischen Arzneimitteln?

Die chinesische Arzneimittelkunde ist im Westen in ihrer Wirksamkeit noch nicht hinreichend wissenschaftlich belegt. Die Indikation für die TCM-Arzneimitteltherapie wird durch die TCM-Anamneseerhebung vonseiten des Therapeuten gefunden. Es bieten sich nach der Vorstellung der TCM eine Reihe von Krankheitsbildern für diesen Therapieansatz an, jedoch müssen vor Behandlungsbeginn vom behandelnden Therapeuten eventuelle Kontraindikationen und Nebenwirkungen (siehe Seite 86) der chinesischen Arzneimitteltherapie erwogen werden. Einige klinische Studien zeigen eine Wirksamkeit der chinesischen Arzneimittel bei

- Asthma (33),
- chronischen Leberentzündungen (79),
- dem Magenkeim „Helicobacter pylori", der Magenschleimhautentzündungen verursachen kann (25),
- Regelschmerzen (44),
- Reizdarm (6).

Vor der Einnahme chinesischer Arzneimittel sollte eine gründliche ärztliche Untersuchung erfolgen, um Kontraindikationen für die TCM-Arzneimitteleinnahme und Interaktionen mit einer eventuell schon bestehenden Medikation zu vermeiden. Diese Untersuchung muss sich nach dem Beschwerdebild des Patienten richten und ist eventuell mit weiterführenden diagnostischen Verfah-

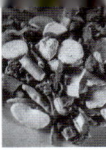

ren zu ergänzen. Dies kann bei entsprechender Qualifikation der behandelnde TCM-Arzt oder ein entsprechender Facharzt durchführen.

Welche Nebenwirkungen kann es geben?

Bei den TCM-Arzneimitteln handelt es sich ebenso wie bei den westlichen Arzneimitteln um meist hochpotente Arzneien, die bei Unverträglichkeit, Interaktion mit schon bestehender Medikation oder individueller Veranlagung das gesamte Spektrum an Nebenwirkungen hervorrufen können. Dies kann Übelkeit, Brechreiz, Erbrechen, Durchfall und Ähnliches zur Folge haben. Hervorzuheben ist in der Fachliteratur die spezielle Form der Nierenerkrankung, die nach Einnahme von TCM-Arzneimitteln (Wirkstoff: aristolochische Säure) aufgetreten ist (17). Es handelt sich um das gleiche Krankheitsbild, das 1995 in Belgien bei über 100 Patienten nach Einnahme von TCM-Arzneimitteln zur Gewichtsreduktion beobachtet wurde (78).

▶ *Info*
Bei chinesischen Arzneimitteln muss mit denselben Nebenwirkungen und Wechselwirkungen wie bei anderen Medikamenten gerechnet werden.

Eine Untersuchung dieses Falles zeigte, dass die giftige Wirkung eindeutig auf eine Verwechslung von Stammpflanzen, also auf unsachgemäße Verordnung und Zusammenstellung der Rezeptur zurückzuführen war.

In einer retrospektiven Studie der Technischen Universität München von Melchard et al. 1999 wurde bei 1507 Patienten, die mit TCM-Arzneimitteln behandelt wurden, ein veränderter Leberenzymwert (Alaninaminotransferase = ALT) festgestellt. Eine Erhöhung dieses Leberenzymwertes lässt auf eine Schädigung der Leber schließen. Es zeigte sich, dass es bei einem von 100 Patienten zu einer signifikanten Erhöhung des Leberenzymwertes nach Einnahme von TCM-Arzneimitteln gekommen war (53). In diesem Zusammenhang sollte nicht unerwähnt bleiben, dass es bei zahlreichen westlichen Pharmaka regelmäßig zu Erhöhungen von Leberenzymparametern kommt.

Des Weiteren besteht die Möglichkeit, dass die chinesischen Arzneimittel mit westlichen Medikamenten interagieren und so Wirkungen der westlichen Medikamente verstärkt oder abgeschwächt werden. Es ist daher unerlässlich, dass Sie mit

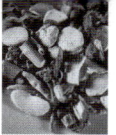

Ihrem Hausarzt die Einnahme chinesischer Arzneimittel absprechen und Sie Ihren TCM-Therapeuten über Ihre sonstige Medikation in Kenntnis setzen.

▶ *Hinweis*
Sprechen Sie vor der Einnahme von chinesischen Arzneien unbedingt mit Ihrem Hausarzt.

Wie sicher sind chinesische Arzneimittel?

Aufgrund der oben genannten potenziellen und tatsächlich entstandenen Nebenwirkungen, die zum Teil auf eine Verwechselung von Stammpflanzen zurückzuführen waren, sollten chinesische Arzneimittel nur über Apotheken bezogen werden. Denn diese sind durch die Apothekenbetriebsordnung zur Abgabe nur geprüfter Ware verpflichtet. Überprüft wird die Identität und die Qualität der Heilkräuter – ob beispielsweise Verunreinigungen und Schwermetallbelastungen bestimmte Grenzwerte überschreiten. Wir raten dringend davon ab, chinesische Arzneimittel direkt aus dem Ausland zu beziehen, da bis dato innerhalb der EU noch unterschiedliches Recht gilt und somit bei Ware aus dem Ausland keine Arzneimittelsicherheit besteht.

Derzeit sind bundesweit bereits 56 Apotheker der 1999 gegründeten Arbeitsgemeinschaft Deutscher TCM-Apotheken angeschlossen, deren Hauptanliegen eine Qualitätssicherung chinesischer Arzneimittel ist. Eine vollständige Liste dieser Apotheken finden Sie auf Seite 102.

Wann sollte ich chinesische Arzneimittel nicht zu mir nehmen?

Absolute Kontraindikation für ein chinesisches Arzneimittel besteht bei bekannter Unverträglichkeit gegen die Inhaltsstoffe.

Relative Kontraindikation je nach Arzneimittel bei Leber- und Niereninsuffizienz, in der Schwangerschaft und Stillzeit, da einige Arzneien mutterkuchen- und milchgängig sind. Relative Kontraindikation ergibt sich auch bei Kindern und alten Patienten, da bei der ersten Gruppe die Stoffwechselsysteme noch nicht voll ausgereift sind und bei der letzten Gruppe oftmals eine eingeschränkte Leber- und Nierenfunktion vorherrscht.

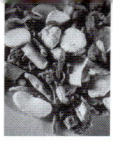

Es ist sinnvoll, vor, während und nach der Einnahmezeit chinesischer Arzneimittel einen Check der Leber-, Nieren- und Blutwerte bei seinem Arzt durchführen zu lassen. Ebenfalls ist es wichtig, dass Sie Ihrem TCM-Therapeuten genaue
Auskunft über die Einnahme von Medikamenten geben. Manche Medikamente
können durch die chinesische Arzneimitteltherapie in ihrer Wirkung beeinträchtigt werden oder zu einer Verstärkung der Medikamentenwirkung führen!

▶ *Info*
*Die chinesischen Arzneimittel sind in ihrem möglichen Nebenwirkungs- oder
Interaktionspotenzial mit anderen Medikamenten nicht zu unterschätzen.
Deshalb sollte vor der Einnahme chinesischer Arzneimittel eine Absprache
mit Ihrem Hausarzt obligatorisch sein.*

Wann sollte ich das Dekokt oder die chinesische Arznei zu mir nehmen?

Grundsätzlich sollten Sie mit Ihrem behandelnden Therapeuten die Einnah-
mezeiten absprechen. Üblich ist je nach Indikation 1- bis 3-mal täglich vor den
Mahlzeiten.

- Nach Vorstellung der TCM sollten kräftigende Arzneien auf leeren Magen zugeführt werden.
- Beruhigende Arzneien sollten vor dem Schlafengehen eingenommen
  werden.
- Bei akuten Erkrankungen kann eine Arznei zu jeder Zeit verabreicht
  werden.
- Bei chronischen Erkrankungen sollte sie in regelmäßigen Zeitintervallen
  eingenommen werden (92).

Was sollte unmittelbar nach der Einnahme von chinesischen Arzneimitteln beachtet werden?

In der Regel ist der Patient nach Einnahme der TCM-Arzneimittel leistungsfähig,
arbeits- und fahrtauglich. In nur wenigen Fällen, das betrifft vor allem die wein-
haltigen Arzneien, ist dies mit dem behandelnden Therapeuten kritisch abzuwä-
gen. Einzelne Bestandteile von chinesischen Arzneimitteln können Übelkeit,
Durchfall oder Verstopfung, vermehrtes Wasserlassen oder eine Veränderung des

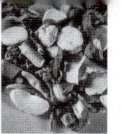

Körpergeruchs bewirken. Auftretende körperliche Symptome oder gar Beschwerden nach Einnahme der TCM-Arznei – egal welcher Art und zu welchem Zeitpunkt – sollten dem behandelnden Therapeuten mitgeteilt werden.

Wie werden die chinesischen Arzneimittel verabreicht?

Meist handelt es sich bei den verschriebenen Arzneien um Teezubereitungen, so genannte Dekokte, die ein in der Regel 30-minütiges Auskochen der Kräuter in Wasser, seltener in Wein, durch den Patienten erfordern. Danach wird der Sud vom Patienten getrunken. Des Weiteren gibt es Fertigarzneimittel in verschiedenen Darreichungsformen (Boluspillen, Tabletten, Kapseln), die der Patient einnimmt.

Außerdem sind Pulver und Granulate erhältlich, die in Wasser oder grünem Tee gelöst und dann getrunken werden. Zusätzlich gibt es Arzneimittel, die mit Pflastern oder Umschlägen auf die Haut aufgetragen werden, sowie Infusionslösungen. Chinesische Arzneimittel sind in Deutschland zum größten Teil noch nicht zugelassen, können aber wie alle ausländischen Arzneien nach Einzelverordnung über bestimmte Apotheken bezogen werden (siehe Seite 102).

▶ *Info*
Da nur wenige chinesische Arzneimittel in Deutschland zugelassen sind, können sie nur über spezielle Apotheken bestellt und bezogen werden (siehe Seite 102).

Wie bereite ich einen chinesischen Arzneimitteltee, das so genannte Dekokt, zu?

Die Zubereitung eines chinesischen Dekokts ist nicht standardisiert, da jedes Dekokt andere Zutaten haben kann und daher individuell zubereitet werden muss. Außerdem gibt es zurzeit keine verbindlichen wissenschaftlichen Erkenntnisse über die Wirkung von bestimmten Dekoktzubereitungen auf die chinesischen Arzneimittel. Für die individuelle Zubereitung Ihres Dekokts richten Sie sich an Ihren TCM-Therapeuten oder die TCM-Arzneimittel vertreibende Apotheke.

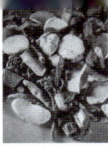

Im Allgemeinen werden die Inhaltsstoffe eines Dekokts etwa 30 Minuten in einem Topf mit Wasser eingeweicht, so dass die Inhaltsstoffe zwei Finger breit mit Wasser bedeckt sind. Dann bringen Sie das Gemisch zum Kochen und lassen es weitere 30 Minuten auf kleiner Stufe köcheln. Zwischendurch immer wieder den Wasserstand auffüllen, so dass die Inhaltsstoffe immer zwei Finger breit mit Wasser bedeckt bleiben. Schwere mineralische Stoffe sollten länger eingeweicht werden (manchmal über Nacht) und eine Stunde vor den anderen Inhaltsstoffen köcheln. Ätherische (duftende) Inhaltsstoffe sollten in den letzten 3 bis 5 Minuten zum Kochvorgang dazugegeben werden, um die feinen duftenden Öle nicht zu schädigen. Das fertige Dekokt können Sie je nach Absprache mit Ihrem Therapeuten direkt warm trinken oder aufgeteilt in kleinen Portionen über den Tag zu sich nehmen. Oft sind die Kochmengen für 2 Tage angegeben, so dass Sie nur einmal kochen müssen und das Dekokt über 2 Tage zu sich nehmen können. Bei einer Aufbewahrung im Kühlschrank sollten Sie das Dekokt vor der Einnahme auf Zimmertemperatur erwärmt haben.

► *Info*
Oftmals schmecken die chinesischen Dekokte sehr bitter. Man sollte keinen Zucker oder Honig zum Süßen verwenden, da manche Dekoktinhaltsstoffe mit den Süßmitteln reagieren können. Erlaubt ist ein Löffel oder ein Stück Süßes nach der Einnahme des Dekokts.

Wo finde ich in meiner Nähe eine Apotheke, die mir die TCM-Arzneimittel zusammenstellen kann?

Es gibt eine Arbeitsgemeinschaft deutscher TCM-Apotheken (so genannte TCM-Apo Ag), die im Internet eine regelmäßig aktualisierte Liste unter www.tcm-apo.de anbietet.

Des Weiteren gibt es auch Apotheken, die sich auf TCM-Arzneimittel spezialisiert haben und nicht dem oben genannten Verband angeschlossen sind. Fragen Sie bei Bedarf Ihren TCM-Therapeuten danach. Eine Liste der TCM-Apo Ag finden Sie im Anhang auf Seite 102.

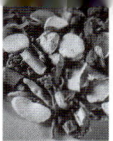

Bezahlen die Krankenkassen TCM-Arzneimittel und wie teuer ist eine Behandlung damit?

TCM-Arzneimittel sind keine Kassenleistung der gesetzlichen Krankenkassen. Sie müssen daher vollständig vom Patienten bezahlt werden. Sollten Sie privat versichert sein, so ist bei Verschreibung der Arzneimittel durch einen Arzt oder Heilpraktiker und nach Rücksprache mit der Krankenkasse eine Übernahme ganz oder zum Teil möglich. Informieren Sie sich vorher! Der Eigenkostenanteil kann um die 15 bis mehrere hundert Euro pro Woche betragen. Besprechen Sie dies mit Ihrem Therapeuten und lassen Sie sich einen Kostenvoranschlag bei Ihrer Apotheke geben. Die TCM-Arzneimittel bekommen Sie bei ausgewählten Apotheken auf Rezept (siehe Seite 102).

▶ *Info*
Chinesische Arzneimittelrezepte können sehr teuer sein. Es lohnt sich also, teure Inhaltsstoffe durch preiswertere zu ersetzen, Dekokte nach Möglichkeit selbst zuzubereiten, um Präparationskosten zu sparen, Kosten zu vergleichen und Angebote verschiedener Apotheken einzuholen. Denn die Preise für die Inhaltsstoffe sind nicht überall gleich.

Wie lange dauert eine Behandlung mit TCM-Arzneimitteln?

Eine Faustregel besagt, dass eine Behandlung bei akuten Erkrankungen Tage bis Wochen dauern kann. Chronische Erkrankungen (über 6 Monate bestehend) brauchen meist mehrere Monate bis Jahre zur Besserung der Symptome. Wichtig ist, dass Sie in kontinuierlicher Behandlung bei Ihrem Arzt und TCM-Therapeuten sind und die Arzneimittel immer Ihrem veränderten Beschwerdebild angepasst werden. Vor Durchführung einer Behandlung mit TCM-Arzneimitteln muss unbedingt eine ausführliche ärztliche Untersuchung erfolgt sein.

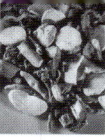
Wer verschreibt TCM-Arzneien, wer gibt kompetente Auskunft, welche Literatur gibt es zum Thema TCM-Arzneimittel?

TCM-Arzneien werden von approbierten Ärzten, aber auch von Heilpraktikern verschrieben. Kompetente Auskunft sollte der Patient bei seinem behandelnden Therapeuten oder bei der Apotheke bekommen, die sich auf chinesische Arzneien spezialisiert hat. Es ist festzuhalten, dass in Deutschland weder für Ärzte noch für Heilpraktiker eine standardisierte Zusatzausbildung für die TCM-Arzneimittelanwendung existiert.

Besprechen Sie eine eventuell geplante Einnahme von TCM-Arzneimitteln mit Ihrem Hausarzt, insbesondere wenn Sie bereits Medikamente einnehmen. Die Kombination mit TCM-Arzneimitteln kann unter Umständen zu einer veränderten Wirksamkeit Ihrer bisherigen Medikamente führen.

▶ *Zitat*
„Der, der den Berg abtrug, war derselbe, der anfing, kleine Steine wegzutragen." (Chinesische Weisheit)

Zusätzliche Informationen zu den TCM-Arzneimitteln können Sie bei den entsprechenden Fachorganisationen sowie im Internet abrufen:

● Gesellschaft für die Dokumentation
   von Erfahrungsmaterial der Chinesischen Arzneimitteltherapie mbH (DECA)
   Bahnhofstr. 58
   83512 Reitmehring
   www.tcmnet.de

● Forschungsgruppe Akupunktur und TCM
   Postfach 13332
   85562 Gräfing
   www.forschungsgruppe-akupunktur.de

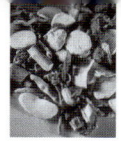

- TCM-Klinik Kötzting
  Ludwigstr. 2
  93444 Kötzting
  www.tcm-klinik-koetzting.de

Literatur

Ody, P.: „Praktische Chinesische Medizin", Urania-Verlag, Neuhausen (CH)
Hempen, C.H., und Fischer, T.: „Chinesische Phytotherapie", Urban und
    Fischer-Verlag, München

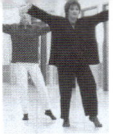

Fragen zu Qi Gong und Taijiquan

Was versteht man unter dem Begriff „Qi Gong"?

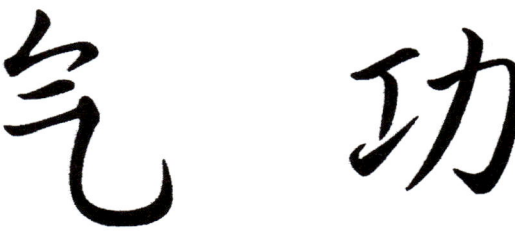

Chinesische Zeichen für *Qi Gong*. Sie bedeuten so viel wie „das Qi üben".

Qi Gong ist ein Sammelbegriff für verschiedene Methoden der Aktivierung, Lenkung und Harmonisierung der Lebensenergie zur Unterstützung der Heilung von Krankheit und zur Gesunderhaltung. Es handelt sich um Übungen in Ruhe und Bewegung, bei denen besondere Aufmerksamkeit auf die Vorstellungskraft und das Führen und Leiten des *Qi* (der so genannten Lebensenergie, siehe Seite 15) gelegt wird. Übersetzt heißt Qi Gong = „das Qi bearbeiten, kultivieren, beharrlich üben".

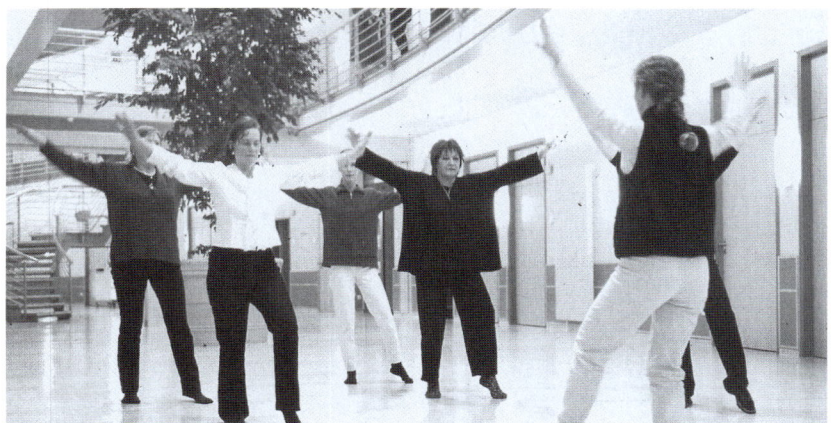

„Sich das Wesen des Zarten bewahren können heißt stark zu sein." (Laozi, chinesischer Philosoph, ca. 4.–3. Jh. v. Chr.)

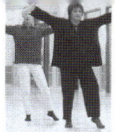

Verschiedene Arten, Qi Gong zu üben (15):

Bewegungsorientierte Qi Gong-Übungen
Durch spezielle Körper- und Atemübungen wird versucht, positiv auf das Qi einzuwirken, um es zu stärken, aufzubauen und zu kanalisieren (meistens im Westen praktiziert und gelehrt).

Imaginationsorientierte Qi Gong-Übungen
Der Patient versucht durch Imagination und Visualisation, das Qi zum Fließen zu bringen und Blockaden des Qi zu lösen.

Meditationsorientierte Qi Gong-Übungen
Durch Meditation wird dem Qi die Möglichkeit gegeben, sich im Körper zu entfalten und heilend zu wirken.

Übertragene Qi Gong-Übungen
Durch das Übertragen des Qi vom Behandler auf den Patienten wird versucht, das schwache Qi des Patienten aufzubauen und Gesundheit wiederherzustellen.

Wo liegen die Ursprünge des Qi Gong?

1973 wurde in China während einer archäologischen Grabung in einem Grab in Hunan ein Seidenbild entdeckt. Auf diesem Seidenbild, das auf 168 v. Chr. datiert wird, sind 44 Figuren in unterschiedlichen Qi Gong-Übungen abgebildet (32). Heute nimmt das Üben von Qi Gong einen wichtigen Teil der täglichen Gesundheitserhaltung und Heilung von Krankheiten in China ein. In Deutschland gibt es seit 1991 die „Medizinische Gesellschaft für Qigong Yangsheng", die als gemeinnützige wissenschaftliche Einrichtung im Bereich der Gesundheitsbildung dient. In diesem Rahmen bildet die „Medizinische Gesellschaft für Qigong Yangsheng" qualifizierte Übungsleiter aus und unterstützt wissenschaftliche Studien zur Wirkung von Qi Gong Yangsheng. Qi Gong-Übungen sind mittlerweile sehr verbreitet in Deutschland. Sie werden in TCM-Fachkliniken, -Ambulanzen, bei Physiotherapeuten, Heilpraktikern und Volkshochschulen angeboten.

▶ *Zitat*
„Trübes Wasser wird klar, wenn man es ruhig stehen lässt – genauso kann man mit Ruhe und Zeit die Wahrheit nach und nach klar ans Licht treten lassen." (Laozi, chinesischer Philosoph, ca. 4.–3. Jh. v. Chr.)

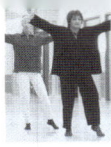

Gibt es wissenschaftlich nachweisbare Erfolge von Qi Gong?

Qi Gong-Übungen haben sich in Kombination mit herkömmlicher Therapie vereinzelt in klinischen Studien bewährt
- bei asthmatischen Erkrankungen (62),
- Bluthochdruck (50),
- chronischen Schmerzzuständen (84),
- Weichteilrheumatismus (Fibromyalgie, 65),
- zur Stärkung des Immunsystems (63).

▶ *Zitat*
„Fürchte dich nicht vor dem langsamen Vorwärtsgehen. Fürchte dich vor dem Stehenbleiben." (Chinesische Weisheit)

Kann Qi Gong Nebenwirkungen haben?

Bei korrekter Übung von Qi Gong sind keine Nebenwirkungen zu erwarten. Eventuell können Muskelschmerzen und Müdigkeit auftreten. Es wurde von vereinzelten Fällen von Psychosen berichtet, die durch die Qi Gong-Übungen aufgetreten sind (58).

Qi Gong-Übungen sind unter qualifizierter Anleitung eine ausgesprochen nebenwirkungsarme Therapie, mit der der Patient aktiv und je nach Beschwerdebild effektiv seine Genesung fördern und seine Gesundheit erhalten kann.

Wie übt man Qi Gong?

Qi Gong kann allein oder in einer Gruppe praktiziert werden. Es sollte jedoch zuerst gründlich mit Anleitung geübt worden sein. Qi Gong wird von vielen TCM-Kliniken, -Ambulanzen, von Heilpraktikern und von Volkshochschulen in größeren Städten angeboten. Auch im Westen wird Qi Gong vor allem zur Prävention von Erkrankungen und zur Erhaltung der Gesundheit geübt.

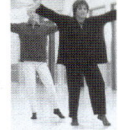

Bei welchen Erkrankungen müssen Qi Gong- und Taijiquan-Übungen mit besonderer Umsicht durchgeführt werden?

Bei den folgenden Erkrankungen müssen Qi Gong- und Taijiquan-Übungen vorsichtig und dem Gesundheitszustand angepasst durchgeführt werden (Sprechen Sie Ihren behandelnden Therapeuten darauf an!):

- höhergradige Herzschwäche,
- höhergradiger Bluthochdruck,
- Herzkranzgefäßerkrankungen,
- höhergradiges Asthma oder chronisch blockierende Lungenkrankheit,
- Gelenkbeschwerden,
- außerdem bei schwachen, gebrechlichen Patienten.

Bezahlen die Krankenkassen Qi Gong- oder Taijiquan-Übungen?

Qi Gong- oder Taiji-Übungen zählen zurzeit nicht zu den Leistungen der gesetzlichen Krankenkassen. Eine Kostenerstattung für Qigong Yangsheng ist allerdings im Rahmen des § 20 Sozialgesetzbuch möglich.

Sollten Sie privat versichert sein, so ist bei Verschreibung der Arzneimittel durch einen Arzt und nach Rücksprache mit der Krankenkasse eine Übernahme der Kosten zum Teil oder ganz möglich. Informieren Sie sich vorher!

▶ *Info*
Qi Gong oder Taijiquan sollte regelmäßig, d.h. täglich für 30 Minuten geübt werden. Eine Verbissenheit oder zu starke Leistungsorientierung sollte jedoch vermieden werden. Frei nach der Laozi-Weisheit: „Ein zu scharf geschliffenes Schwert wird leicht stumpf."

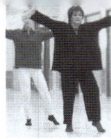

Welche Literatur gibt es zu dem Thema Qi Gong?

Hildebrand, G., Geissler, M., Stein, S.: „Das Qi kultivieren – die Lebenskraft nähren", ML Uelzen-Verlag, Uelzen

Guorui, J.: „Youfagong – Methode der induzierten Bewegung", ML Uelzen-Verlag, Uelzen

Guorui, J.: „Qi Gong Yangsheng", ML Uelzen-Verlag, Uelzen

Sitte-Nadler, I.: „Qi Gong", Midena-Verlag, Augsburg

▶ *Tipp*
Wer mehr über Qi Gong wissen möchte, kann außer in der Literatur vor allem im Internet fündig werden.

Bei welchen Adressen bekomme ich Auskunft über Qi Gong?

Exemplarisch nennen wir hier:
Medizinische Gesellschaft für Qigong Yangsheng e.V.
Herwarthstr. 21
53115 Bonn
www.qigong-yangsheng.de

Ferner können über Internet-Suchmaschinen wie
- www.google.de oder
- www.yahoo.de
weitere Adressen und Organisationen zum Thema Qi Gong gefunden werden.

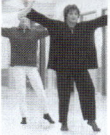

Was versteht man unter „Taijiquan" (= Taiji)?

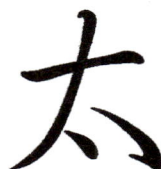 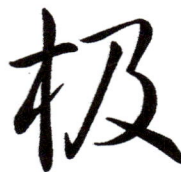 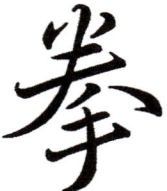

Chinesische Zeichen für *Taijiquan*

Taiji bedeutet übersetzt etwa „das Beste", und *Quan* bedeutet so viel wie „Faust". Taijiquan ist aus einer Kampfsportart hervorgegangen und nicht zu Unrecht im Westen als „Schattenboxen" bekannt geworden.

Die Entstehungsgeschichte des Taijiquan ist unklar. Eine bekannte Legende in China erzählt, dass Taijiquan vor etwa 700 Jahren von einem taoistischen Priester mit dem Namen *Chang San Feng* entwickelt wurde, als er einen Kampf zwischen einem Kranich und einer Schlange beobachtete.

Eine andere Überlieferung berichtet von *Hua Tuo*, einem Arzt, der um 200 n. Chr. das *Wu Qin Xi* (Fünf-Tiere-Spiel) entwickelte, das Bewegungsabläufe von Tiger, Bär, Affe, Kranich und Hirsch imitierte. All diese Bewegungsmuster wurden zuerst konzipiert, um Körper und Geist auf einen Kampf vorzubereiten. Der gesundheitsfördernde Aspekt des Taijiquan bekam erst allmählich größere Bedeutung und steht heute an erster Stelle.

Es gibt verschiedene Schulen des Taijiquan. Die populärste ist die Yang-Stil-Schule, die 108 Schrittfolgen beinhaltet und *Yang Cheng-Fu* (1883–1936) als Gründer zugesprochen wird. Diese Schrittfolge wurde von Schülern des Yang Cheng-Fu zu der heute weit verbreiteten „Kurzversion des Yang-Stils" mit 37 Schrittfolgen verkürzt.

Taijiquan besteht aus einer Schrittfolge von Bewegungsabläufen, die den ganzen Körper einbeziehen und ein hohes Maß an Koordination beinhalten. Die meisten dieser Bewegungen sind in ihrem Ablauf langsam und fließend und an Bewegungen von Tieren angelehnt (43).

▶ Zitat
„Sei dazu entschlossen und die Sache ist getan." (Chinesisches Sprichwort)

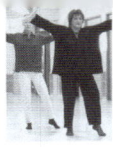

Was sagen die Wissenschaftler zur Wirksamkeit von Taijiquan?

In einem systematischen Vergleich verschiedener wissenschaftlicher Studien (so genannte Meta-Analyse) zeigte sich, dass sich Taijiquan-Übungen deutlich positiv auf die Koordinationsfähigkeit und Balance des Körpers auswirken und damit das Risiko, das Gleichgewicht zu verlieren, speziell bei älteren Menschen reduziert (54).

Des Weiteren zeigen vereinzelte Studien eine Wirksamkeit der Taijiquan-Übungen
- bei Knochenschwund nach der Menopause (60),
- zur Steigerung der Lebensqualität bei Multipler Sklerose (35),
- zur Verbesserung der Lungen- und Herzfunktion (45) und
- zur Steigerung der Muskelstärke speziell bei älteren Menschen (14).

▶ *Zitat*
„Wer kämpft, kann verlieren. Wer nicht kämpft, hat schon verloren."
(Chinesisches Sprichwort)

Kann es Nebenwirkungen von Taijiquan geben?

Ähnlich wie die Qi Gong-Übungen sind Taijiquan-Übungen sehr nebenwirkungsarm. Bei korrekter Übung von Taijiquan sind keine Nebenwirkungen zu erwarten. Eventuell können Muskelschmerzen und Müdigkeit auftreten.

Taijiquan-Übungen sind unter qualifizierter Anleitung eine ausgesprochen nebenwirkungsarme Bewegungstherapie, mit der der Patient aktiv und je nach Beschwerdebild effektiv seine Genesung fördern und seine Gesundheit erhalten kann.

Wie übt man Taijiquan?

Taijiquan kann allein oder in einer Gruppe praktiziert werden. In einigen Schulen werden auch Fächer, Stöcke oder Schwerter zum Üben verwendet.

In China ist Taijiquan weit verbreitet. Es wird dort vor allem zur Prävention von Erkrankungen und zur Erhaltung der Gesundheit morgens in kleinen

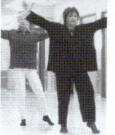

Gruppen in Parks oder Gartenanlagen geübt. Im Westen hat Taijiquan ebenfalls eine weite Verbreitung gefunden und wird von TCM-Kliniken, -Ambulanzen, von Heilpraktikern und von Volkshochschulen in größeren Städten angeboten.

Taijiquan wird vor allem zur Prävention von Erkrankungen und zur Erhaltung der Gesundheit geübt. Taijiquan ist keine kassenärztliche Leistung und muss von den Praktizierenden eigenständig finanziert werden. Sollten Sie privat versichert sein, so ist bei Verschreibung von Taijiquan-Übungen durch einen Arzt und nach Rücksprache mit der Krankenkasse eine Übernahme zum Teil oder ganz möglich. Informieren Sie sich vorher!

▶ Info
Eine der typischen Erscheinungen in China sind die Taijiquan-Übenden in Parks und auf öffentlichen Plätzen. Die Chinesen schätzen die Übungen zu jeder Tageszeit.

Wo kann ich Taijiquan lernen?

Ähnlich wie bei Qi Gong bieten einige TCM-Ambulanzen und Kliniken sowie Heilpraktiker Taijiquan-Kurse an (siehe Seite 43). Des Weiteren gibt es Organisationen sowie Volkshochschulen, in denen ausgebildete Taijiquan-Lehrer tätig sind. Aufgrund der Vielfalt möchte ich auf geläufige Internetsuchmaschinen wie
- www.google.de oder
- www.yahoo.de

zu den entsprechenden Suchbegriffen hinweisen.

Welche Literatur gibt es zu Taijiquan?

Chang, C., Brecher, P.: „Chinesische Heil- und Entspannungsübungen",
    Christian-Verlag, München
Yuan, H.L.: „Taijiquan", Nymphenburger-Verlag, München
Kobayashi, T. und P.: „T'ai Chi Chuan", Irisiana-Verlag, München

Anhang

Apothekenliste (Mitglieder der Arbeitsgemeinschaft Deutscher TCM-Apotheken)

Alsbach-Hähnlein

Tel.: 06257 9331-0
Fax: 06257 9331–25
Melibokus-Apotheke
Herr Dr. Thilo Seidlitz
Hauptstr. 7
64665 Alsbach-Hähnlein

E-Mail: melibokus-apotheke@t-online.de

Altdorf

Tel.: 09187 903060
Fax: 09187 903062
Wallenstein-Apotheke
Herr Dr. Ralf Schabik
Oberer Markt 21
90518 Altdorf

URL: http://www.Wallenstein-Apotheke.de
E-Mail: Wallenstein-Apo.Altdorf@t-online.de

Anklam

Tel.: 03971 83351-0
Fax: 03971 83351-1
Apotheke am Steintor
Herr Jens Fedder
Neuer Markt 11
17389 Anklam

E-Mail: apotheke.am.steintor@pharma-online.de

Augsburg

Tel.: 0821 56872-0
Fax: 0821 56872-29
Herrenbach-Apotheke
Herr Dr. Wolfgang Erdle
Friedberger Str. 73
86161 Augsburg

URL: http://www.Herrenbach-Apotheke.de
E-Mail: Herrenbach-Apotheke@t-online.de

Bad Abbach

Tel.: 09405 2244
Fax: 09405 7460
Burg-Apotheke
Frau Adelheid Weger
Gutenbergring 1
93077 Bad Abbach

E-mail: BurgApoBA@aol.com

Badenweiler

Tel.: 07632 891576
Fax: 07632 891577
Apotheke am Zöllinplatz
Frau Monika Röding
Zöllinplatz 4
79410 Badenweiler

Berlin

Tel.: 030 4407128
Fax: 030 4497237
Cecilien-Apotheke
Frau Lidia Minoche
Gaudystr. 1
10437 Berlin

URL: http://www.cecilien-apo.de
E-Mail: L.minoche@cecilien-apo.de

Berlin

Tel.: 030 2165026   E-Mail: zieten.apotheke@t-online.de
Fax: 030 21751174
Zieten-Apotheke
Frau/Herr Katrin u. Knut Knödel & Möller
Großbeerenstr. 11
10963 Berlin

Berlin

Tel.: 030 8512031   URL: http://www.stier-apotheke.de
Fax: 030 8591282   E-Mail: langner@stier-apotheke.de
Stier-Apotheke
Frau Dr. Elke Langner
Hauptstr. 76
12159 Berlin

Bielefeld

Tel.: 0521 71291   URL: http://www.Birken-Apotheke-Bielefeld.de
Fax: 0521 72093   E-Mail: Birken-Apotheke-Bielefeld@t-online.de
Birken-Apotheke
Herr Jürgen Stanghöner
Am Wellbach 11
33609 Bielefeld

Bonn

Tel.: 0228 635744   E-Mail: Birken-Apotheke-Bielefeld@t-online.de
Fax: 0228 658047   E-Mail: info@kaiser-apotheke.de
Kaiser-Apotheke
Herr Claus-Peter Müller
Kaiserplatz 4
53113 Bonn

Bremen

Tel.: 0421 73850
Fax: 0421 7919644
Hirsch-Apotheke
Frau Renate Timm
Vor dem Steintor 60/62
28203 Bremen

URL: http://www.hirsch-apotheke-bremen.de
E-Mail: hirsch-apotheke@apocs.de

Bremen-Horn

Tel.: 0421 205444
Fax: 0421 2054455
Markus-Apotheke
Herr Dr. H.-D. Just
Wilhelm-Röntgen-Str. 4
28357 Bremen-Horn

URL: http://www.apomarkus.de
E-Mail: info@apomarkus.de

Coesfeld

Tel.: 02541 2011
Fax: 02541 2797
Aeskulap-Apotheke
Herr Richard F. Schupmann
Schüppenstr. 19
48653 Coesfeld

URL: http://www.aeskulap-apotheke.net
E-Mail: info@aeskulap-apotheke.net

Dresden

Tel.: 0351 28508-43
Fax: 0351 28508-65
Herz-Apotheke
Herr Reinhardt
Herzbergerstr. 18
01239 Dresden

URL: http://www.herz-apotheke-dresden.de
E-Mail: info@herz-apotheke-dresden.de

Düsseldorf

Tel.: 0211 86660-0   URL: http://www.Schadow-Apotheke.de
Fax: 0211 86660-33   E-Mail: TCM@Schadow-Apotheke.de
Schadow-Apotheke OHG
K. u. J. Müller-Behrendt
Schadowplatz 18
40212 Düsseldorf

Ehingen / Donau

Tel.: 07391 7026-0   URL: http://www.apotheke-am-wenzelstein.de
Fax: 07391 7026-20   E-Mail: pfisterer@apotheke-am-wenzelstein.de
Apotheke am Wenzelstein
Frau Maria Pfisterer
Am Wenzelstein 53
89584 Ehingen / Donau

Flensburg

Tel.: 0461 15040-0   URL: http://www.delphinapotheke.de
Fax: 0461 15040-39   E-Mail: delphinapotheke@foni.net
Delphin-Apotheke
Herr Axel Schröder
Südermarkt 12
24937 Flensburg

Freiburg

Tel.: 0761 34565   E-Mail: buchtela@t-online.de
Fax: 0761 34563
Engel-Apotheke
Herr Dr. Egbert Meyer-Buchtela
Herrenstr. 5
79098 Freiburg

Fulda

Tel.: 0661 90259-0　　　　　URL: http://www.Rabanus-Apotheke.de
Fax: 0661 90259-25　　　　　E-Mail: service@rabanus-apotheke.de
Rabanus-Apotheke
Herr Hans Richard Friedrich
Vor dem Peterstor 2
36037 Fulda

Fürth

Tel.: 0911 7906931　　　　　E-Mail: ApoAmPrater@t-online.de
Fax: 0911 7906543
Apotheke am Prater
Frau Friederike Müller
Erlanger Str. 63
90765 Fürth

Hamburg

Tel.: 040 481094　　　　　URL: http://www.Maria-Louisen-Apotheke.de
Fax: 040 46072296　　　　　E-Mail: info@Maria-Louisen-Apotheke.de
Maria-Louisen-Apotheke
Frau A. Bettin
Maria-Louisen-Str. 1
22301 Hamburg

Hannover

Tel.: 0511 661801　　　　　E-Mail: g.henssen@t-online.de
Fax: 0511 669289
Vier-Grenzen-Apotheke
Herr Dr. Günther Henssen
Hunaeusstr. 2
30177 Hannover

Heidelberg

Tel.: 06221 27634
Fax: 06221 163746
Aesculap-Apotheke
Herr Stefan Wowra
Poststr. 24
69115 Heidelberg

E-Mail: S.Wowra@web.de

Heiligenwald

Tel.: 06821 692122
Fax: 06821 632357
Thomas Mann Apotheke
Herr Thomas Mann
Hüngersbergstr. 1
66578 Heiligenwald

URL: http://www.Thomas-Mann-Apotheke.de
E-Mail: Thomas-Mann-Apotheke@t-online.de

Iserlohn / Letmathe

Tel.: 02374 2400
Fax: 02374 16466
Kant-Apotheke
Herr Rudolf Lübke
Hagener Str. 117a
58642 Iserlohn / Letmathe

URL: http://www.kant-apo.de
E-Mail: r.luebke@aponet.de

Karlsruhe

Tel.: 0721 356360
Fax: 0721 359258
Congress-Apotheke
Herr Patrick Kwik
Ettlingerstr. 5
76137 Karlsruhe

URL: http://www.congress-apotheke.de
E-Mail: kwik@congress-apotheke.de

Karlsruhe

Tel.: 0721 9473620
Fax: 0721 475042
Bergles-Apotheke
Herr Manfred Baumann
Werrenstr. 15
76228 Karlsruhe

URL: http://www.bergles-apotheke.de
E-Mail: baumann@bergles-apotheke.de

Kötzting

Tel.: 09941 9429-0
Fax: 09941 9429-33
Sonnen-Apotheke
Eva-Maria u. Dr. Volker Beer
Marktstr. 11
93444 Kötzting

E-Mail: Sonnen-Koetzting@t-online.de

Leverkusen

Tel.: 0214 31015-20
Fax: 0214 31015-25
Die Krey-Apotheke
Frau Sabine Krey
Mülheimer Str. 6
51375 Leverkusen

URL: http://www.krey-apo.de
E-Mail: info@krey-apo.de

Lilienthal

Tel.: 04298 9152-55
Fax: 04298 9152-57
Sankt-Jürgen-Apotheke
Frau Christiane Stehn
Morrhauser Landstr. 2a
28865 Lilienthal

E-Mail: sankt-juergen-apotheke@t-online.de

Lübeck

Tel.: 0451 79885-15
Fax: 0451 79885-16
Adler-Apotheke
Herr Uwe Hagenström
Breite Str. 71
23552 Lübeck

E-Mail: adler-apotheke-luebeck@t-online.de

Marktoberdorf

Tel.: 08342 418-44
Fax: 08342 418-11
Arnica-Apotheke
Herr Enno Peppmeier
Meichelbeckstr. 3
87616 Marktoberdorf

URL: http://www.arnica-apotheke.de
E-Mail: arnica-apotheke@t-online.de

Memmingen

Tel.: 08331 3113
Fax: 08331 2530
Apotheke Weinmarkt
Herr Jochen Paul
Weinmarkt 4
87700 Memmingen

URL: http://www.memminger-apotheken.de
E-Mail: apotheke-weinmarkt@memminger-apotheken.de

Mörfelden

Tel.: 06105 1488
Fax: 06105 21135
Steinweg-Apotheke
Herr Hans Haller
Berlinerstr. 5
64546 Mörfelden

E-Mail: steinweg.apo@t-online.de

Mosbach

Tel.: 06261 5555
Fax: 06261 2421
Merian-Apotheke
Frau Dr. Andrea Schunk
Gartenweg 40
74281 Mosbach

URL:http://www.Merian-Apotheke.de
E-Mail: Dr.Schunk@Merian-Apotheke.de

München

Tel.: 089 998373-0
Fax: 089 998373-73
Arnika-Apotheke
Oberföhringer Str. 2
81679 München

Neuss

Tel.: 02131 39595
Fax: 02131 35231
Cyriakus-Apotheke
Bonner Str. 56
41468 Neuss

E-Mail: Cyriakus-Apotheke@t-online.de

Nürnberg

Tel.: 0911 95982-0
Fax: 0911 95982-50
Ost-Apotheke
Äußere Sulzbacher Str. 132
90491 Nürnberg

URL: http://www.ostapotheke-nuernberg.de
E-Mail: ost-apo-s.uhl@t-online.de

Oelsnitz

Tel.: 037298 12523
Fax: 037298 12526
Aesculap-Apotheke
Albert-Funk-Schacht-Str. 12
09376 Oelsnitz

URL: http://www.Alternativ-Apotheke.de
E-Mail: kerstinselbmann@web.de

Offenbach a. M.

Tel.: 069 883603
Fax: 069 883608
Rosen-Apotheke
Wilhelmsplatz 11
63065 Offenbach a. M.

E-Mail: rosenapo.of@t-online.de

Osnabrück

Tel.: 0541 35892-0
Fax: 0541 35892-20
Neumarkt-Apotheke
Öwer de Hase 1
49074 Osnabrück

URL: http://www.Neumarkt-Apotheke.de
Service@Neumarkt-Apotheke.de

Ostrach

Tel.: 07585 615
Fax: 07585 3107
Goetz'sche Apotheke
Hauptstr. 29
88356 Ostrach

URL: http://www.goetzsche-apotheke.de
E-Mail: info@goetzsche-apotheke.de

Ottweiler

Tel.: 06824 302010
Fax: 06824 302030
Schloss-Apotheke
Pauluseck 8
66564 Ottweiler

URL: http://www.schlossapo.de
E-Mail: PharmaMeissner@t-online.de

Passau

Tel.: 0851 55777
Fax: 0851 73102
Nikola-Apotheke
Kleiner Exerzierplatz 11
94032 Passau

URL: http://www.Nikola-Apotheke-Passau.de
E-Mail: Nikola-Apotheke-Passau@t-online.de

Ravensburg

Tel.: 0751 36250-0
Fax: 0751 36250-14
Marien-Apotheke
Marktstr. 8
88212 Ravensburg

URL: http://www.marien-apotheke-ravensburg.de
E-Mail: info@marien-apo.w-4.de

Regensburg

Tel.: 0941 58591-0
Fax: 0941 58591-19
Apotheke aktiv
Im Castra-Regina-Center
Bahnhofstr. 24
93047 Regensburg

URL: http://www.aktivapo.de
E-Mail: apothekeCRC@t-online.de

Rosenheim

Tel.: 08031 3096-0
Fax: 08031 3096-30
Alte Apotheke
Ludwigsplatz 21
83022 Rosenheim

E-Mail: AlteApotheke.Rosenheim@t-online.de

Saarbrücken-Burbach

Tel.: 0681 77973
Fax: 0681 7618143
St.-Lukas-Apotheke
Frau Dorothee Bolliger
Hochstr. 149
66115 Saarbrücken-Burbach

E-Mail: apolu@gmx.de

Schleiden

Tel.: 02445 95110
Fax: 02445 951119
Sleidanus-Apotheke
Herr Josef Herr
Blumenthaler Str. 19
53937 Schleiden

E-Mail: sleidanus-apotheke@t-online.de

Schwabach

Tel.: 09122 13132
Fax: 09122 837363
Park-Apotheke
Herr Eberhard Hilsdorf
Hindenburgstr. 30
91126 Schwabach

URL: http://www.park-apo.com
E-Mail: hilsdorf@park-apo.com

Spenge

Tel.: 05225 8686-0
Fax: 05225 8686-199
Rosen-Apotheke
Herr Eckart Goetz
Lange Str. 34
32139 Spenge

URL: http://www.rosenapotheke-spenge.de
E-Mail: rosen@apotheke-spenge.de

Stuttgart

Tel.: 0711 618723
Fax: 0711 610010
Johannes-Apotheke
Herr Hartmut Meisel
Rotebühlstr. 44
70178 Stuttgart

URL: http://www.Johannes-Apotheke-Stuttgart.de
E-Mail: Meisel.Johannes-Apotheke@t-online.de

Tübingen

Tel.: 07071 81178
Fax: 07071 87749
Adler-Apotheke
Herr Rolf Flieg
Pfrondorfer Str. 3
72074 Tübingen

URL: http://www.AdlerApo.Info
E-Mail: Adler-Apotheke-Tuebingen@t-online.de

Wasserburg

Tel.: 08071 9175-0
Fax: 08071 9175-15
St.-Jakobs-Apotheke
Roland u. Christine Schmidtmayer
Ledererzeile 6
83512 Wasserburg

URL: http://www.jakobsapo.de
E-Mail: jakobsapo@t-online.de

Wehr

Tel.: 07762 7089746
Fax: 07762 7089747
Apotheke Am Wehrahof
Herr Dr. Walter Hofmann
Hauptstr. 4–6
79664 Wehr

E-Mail: wehrahof.apotheke@t-online.de

Wessling

Tel.: 02236 94340-0
Fax: 02236 94340-50
Kronen-Apotheke Marxen
Frau Monika Hampel
Kronenweg 82
50389 Wessling

URL: http://www.kronen-apotheke-marxen.de
E-Mail: mh@kronen-apotheke-marxen.de

Wickede

Tel.: 02377 4044
Fax: 02377 1226
Alte Apotheke
Frau Anna-Regina Flechtner
Hauptstr. 12
58739 Wickede

E-Mail: info@tcm-apotheke.de

Wietze

Tel.: 05146 8810
Fax: 05146 92810
Glückauf-Apotheke
Frau Elisabeth Fehling
Nienburger Str. 35
29323 Wietze

URL: http://www.Glueckauf-Apotheke-Wietze.de
E-Mail: Glueckauf-Apotheke-Wietze@t-online.de

Wuppertal

Tel.: 0202 265250
Fax: 0202 2652520
Kronen-Apotheke
Herr Dr. Peter Lepke
Langerfelderstr. 115
42389 Wuppertal

URL: http://www.Kronen-Apotheke-Wuppertal.de
E-Mail: Kronen-Apotheke.w@t-online.de

Würzburg

Tel.: 0931 54472
Fax: 0931 54425
Mozart-Apotheke am Dom
Herr Bernhard-Georg von Garrel
Plattnerstr. 3
97070 Würzburg

URL: http://www-mozart-apotheke-wuerzburg.de
E-Mail: mozartapotheke-wuerzburg@t-online.de

Literaturverzeichnis

1   Alkaissi, A., et al. (1999). Effect and placebo effect of acupressure (P6) on nausea and vomiting after outpatient gynaecological surgery. Acta Anaesthesiol. Scand., Mar. 43 (3): 270–274

2   Bäcker, M., Hammes, M. G., Valet, M., Deppe, M., Conrad, B., Tolle, T.R., Dobos, G. Different modes of manual acupuncture stimulation differentially modulate cerebral blood flow velocity, arterial blood pressure and heart rate in human subjects. Neurosci Lett. 2002 Nov. 29; 333(3): 203–206

3   Bäcker, M., Sander, D., Funke D., Hammes, M., Deppe, M., Conrad, B., Tölle, T.R. Altered cerebrovascular response pattern in interictal migraine during visual stimulation. Cephalalgia 2001; 21, 611–616

4   Bäcker, M., Sander D., Hammes, M., Deppe, M., Funke, D., Conrad, B., Tölle, T.R. Transcranial Doppler evaluation of cerebral hemodynamics in migraineurs before and after prophylactic treatment with acupuncture. Der Schmerz 2000; 14: 67–68

5   Ballegaard, S., Muteki, T., Harada, H., et al. Modulatory effects of acupuncture on the cardiovascular system: a cross over study. Acupunct. Electrother. Res. (1993), 18: 103–115

6   Benoussan, A., et al. (1998). Treatment of irritable bowel syndrome with Chinese herbal medicine: a randomized controlled trial. JAMA, 280: 1585–1589

7   Bensoussan, A., et al. (2000). Risks associated with the practice of Traditional Chinese Medicine: An Australian Study. Arch. Fam. Med. 9; 1071–1078

8   Berman, B.M., et al. (1999). Is acupuncture effective in the treatment of fibromyalgia? J. Fam. Pract. 48: 213–218

9   Broide, E., et al. (2001). Effectiveness of acupuncture for treatment of childhood constipation. Dig. Dis. Sci., Jun. 46 (6): 1270–1275

10 Cardini, F., Weixin, H.: Moxibustion for correction of breech presentation: a randomized controlled trial. JAMA. 1998 Nov. 11; 280 (18): 1580–1584

11 Carlsson, C.P., et al. (2000). Manual acupuncture reduces hyperemesis gravidarum: a placebo-controlled, randomized, single-blind, crossover study. J. Pain Symptom Manage, Oct. 20 (4): 273–279

12 Carlsson, C.P.O. Long term effects of acupuncture. Doctoral Dissertation.

Department of Rehabilitation and Neurosurgery, University of Lund, Sweden. March 2000

13 Chen, M.L., et al. (1999). The effectiveness of acupressure in improving the quality of sleep of institutionalized residents. J. Gerontol. A. Biol. Sci. Med. Sci., Aug. 54 (8): M 389–394

14 Ching, L., et al. (2000). Taijiquan to improve muscular strength and endurance in elderly individuals: a pilot study. Arch. Phys. Med. Rehabil., Vol. 81

15 Ching-Tse, L., and Ting, L. Qi Gong. Overviews of Complementary and Alternative Medicine Systems, Part III

16 Chu, J., Schwartz, I. The muscle twitch in myofascial pain relief: effects of acupuncture and other needling methods. Electromyogr. Clin. Neurophysiol. 2002 Jul.-Aug.; 42(5): 307–311

17 Chwei-Shiun et al. (2000). Rapidly progressive fibrosing interstitial nephritis associated with chinese herbal drugs. Am. J. Kidney Diseases, Feb. 35 (2): 313–318

18 Ernst, E. (1997). Acupuncture as a symptomatic treatment of osteoarthritis. Scand. J. Rheumatol. 26: 444–447

19 Ernst, E., and White, A.R. (1997). Acupuncture: Safety first. Training programmes should include basic medical knowledge and experience. Br. Med. J. 314: 1362

20 Ernst, E., and White, A.R. (1997). Life threatening adverse reactions after acupuncture? A systematic review. Pain, 71: 123–126

21 Ernst, E., and White, A.R. (2000). Acupuncture may be associated with serious adverse events. BMJ 320, 513–514

22 Ernst, M., and Lee, M.H.M. (1986). Sympathetic effects of manual and electrical acupuncture of the Tsusanli knee point: comparison with the Hoku hand point sympathetic effect. Exp. Neurol. , 94: 1–10

23 Ezzo, J., et al. (2000). Is acupuncture effective for the treatment of chronic pain? A systematic review. Pain 86: 217–225

24 Gleditsch, J.M. (2002). MAPS - MikroAkupunkturPunktSysteme. Hippokrates, Stuttgart

25 Hamasaki, N., et al. (2000). Highly selective antibacterial activity of novel alkyl quinolone alkaloids from a Chinese herbal medicine, gosyuyu, against Helicobacter pylori in vitro. Microbiol. Immunol., 44 (1): 9–15

26 Hammes, M.G., Flatau, B., Bäcker, M., Ehinger, S., Conrad, B., Tolle, T.R. Investigations on the effect of acupuncture on affective and sensory components of pain in patients with different stages of chronic pain. Schmerz 2002 Apr.; 16 (2): 103–113

27 Han, J., Terenius, L. Neurochemical basis of acupuncture analgesia. Ann. Rev. Pharmacol. Toxicol. (1982), 22: 192–220

28 Han, J.S., Xie, G.X., Ding, X.Z., Fan, S.G. High and low frequency electroacupuncture analgesia are mediated by different opioid peptides. Pain (1984), Suppl. 2, S. 369

29 Harper, D.J. Early Chinese Medical Literature: The Mawangdui Medical Manuscripts. London: Kegan Paul International; 1998

30 Helms, J.M. (1987). Acupuncture for the management of primary dysmenorrhea. Obstet. Gynecol., Jan. 69 (1): 51–56

31 Hesketh, T. et al. (1997). Health in China. Traditional Chinese medicine: one country, two systems. BMJ, Jul. 12, 315 (7100): 115–117

32 Hildenbrand, G., et al. (1998). Das Qi kultivieren; Die Lebenskraft nähren. ML Uelzen-Verlag, Uelzen

33 Hsieh, K.H. (1996). Evaluation of efficacy of traditional Chinese medicines in the treatment of childhood bronchial asthma: clinical trial, immunological tests and animal study. Taiwan Asthma Study Group. Pediatr. Allergy Immunol., Aug. (3): 130–140

34 Hsieh, J.C., Tu, C.H., Chen, F.P., Chen, M.C., Yeh, T.C., Cheng, H.C., Wu, Y.T., Liu, R.S., Ho, L.T. Activation of the hypothalamus characterizes the acupuncture stimulation at the analgesic point in humans: a positron emission tomography study. Neurosci. Lett. (2001), 307 (2): 105–108

35 Husted, C., et al. (1999). Improving quality of life for people with chronic conditions: the example of t'ai chi and multiple sclerosis. Altern. Ther. Health med., Sep. 5 (5): 70–74

36 Irnich, D., et al. Immediate effects of dry needeling and acupuncture at distant points in chronic neck pain. Pain (2002), Sep. 99 (1-2): 83–89

37 Jansen, G., Lundeberg, T., Samuelson, U.E., Thomas, M. Increased survival of ischaemic musculocutaneous flaps in rats after acupuncture. Acta Physiol. Scand. (1989b), 135: 555–558

38 Jellinger, K.A. Grundlagen und Anwendung der Akupunktur in der Neurologie. Wien. Med. Wschr. (2000), 150: 278–285

39 Kaogu 1965, Nr. 10, Beijing, PRC

40 Kaptschuk, T. (1983). Das große Buch der chinesischen Medizin. Heye-Verlag, München

41 Karlgren, B. (1970). Analytic dictionary of chinese and sino-japanese. Taipei

42 Knardahl, S., Elam, M., Olausson, B., Wallin, G. Sympathetic nerve activity after acupuncture in humans. Pain (1998), 75: 19–25

43 Koh, T.C. (1980). Taijiquan. Am. J. Chin. Med., Vol. IX, 1: 15–22

44 Kotani, N., et al. (1997). Analgesic effect of herbal medicine for treatment of primary dysmenorrhea – a double-blind study. Am. J. Chin. Med., 25 (2): 205–212

45 Lan, C., et al. (1999) The effects of Tai Chi on cardiorespiratory function in patients with coronary artery bypass surgery. Med. Sci. Sports Exerc., May 31 (5): 634–638

46 Linck, G. (2000). Yin und Yang – die Suche nach Ganzheit im chinesischen Denken. Beck Verlag, München

47 Linde, K., Vickers, A., Hondras, M., ter Riet, G., Thormählen, J., Berman, B., Melchart, D., for the Cochrane Complementary Medicine Field (2001). Systematic review of complementary therapies – an annotated Bibliography. Part 1: Acupuncture.

48 Liu, X.G., Morton, C.R., Azkue, J.J., Zimmermann, M., Sandkuhler, J. Long-term depression of C-fibre-evoked spinal field Potenzials by stimulation of primary afferent A delta-fibres in the adult rat. Eur. J. Neurosci. 1998 Oct. 10 (10): 3069–3075

49 Luo, H., et al. (1998), Clinical research on therapeutic effect of the electro-acupuncture treatment in patients with depression. Psychiatry Clin. Neurosci., Dec. 52, Suppl.: S. 338–340

50 Mayer, M. (1999). Qigong and hypertension: a critique of research. J. Altern. Complement Med., Aug. 5 (4): 371–382

51 Medical History Museum Chengdu, www.cdutcm.edu.cn/museum/brief.htm

52 Melchart, D., et al. (1999). Acupuncture for recurrent headaches: a systematic review of randomised controlled trials. Cephalgia 19: 779–786

53 Melchart, D., et al. (1999). Monitoring of liver enzymes in patients treated with traditional Chinese drugs. Complement Ther. Med., Dec. 7 (4): 208–216

54 Michael, A., et al. (1995). The effects of exercise on falls in elderly patients. JAMA, 273: 1341–1347

55 Mickelfield et al. (1999). Effects of Ginger on Gastroduodenal Motility. Int. J. Clin. Pharmacol. Thera., 37 (7): 341–346

56 Mori, H., Nishijo, K., Kawamura, H., Abo, T. Unique immunomodulation by electro-acupuncture in humans possibly via stimulation of the autonomic nervous system. Neurosci. Lett. 2002, Mar. 1; 320 (1–2): 21–24.

57 Neeb, G. (2001). Das Blutstasesyndrom. Wühr-Verlag

58 Ng, B.Y. (1999). Qi Gong Induced Mental Disorders. Aust. Z. J. Psychiatry, Apr. 33 (2): 197–206

59 NIH Consensus Conference (1998) Acupuncture. JAMA, Nov. 4, 280 (17): 1518–1524

60 Qin, L., et al. (2002). Regular Taijiquan exercise may retard bone loss in postmenopausal women: A case report. Arch. Phys. Med. Rehabil., Oct. 83 (10): 1355–1359

61 Rabl, M., et al. (2001). Acupuncture for cervical ripening and induction of labor at term – a randomized controlled trial. Wien. Klin. Wochenschr., Dec. 17, 113 (23–24): 942–946

62 Reuther, I., and Aldright, D. (1998). Qi Gong Yangshen as a complementary therapy in the management of asthma: a single-case appraisal. J. Altern. Complement. Med., Summer 4 (2): 173–183

63 Ryu, H., et al. (1995). Effects of qigong training on proportions of T lymphocyte subsets in human peripheral blood. Am. J. Chin. Med., 23 (1): 27–36

64 Sandkuehler, J. Schmerzgedächtnis: Entstehung, Vermeidung und Löschung. Dt. Ärzteblatt 2001; 98: (41) A 2725–2730

65 Singh, B.B., et al. (1998). A study of cognitive behavioral therapy in fibromyalgia. Altern. Ther. Health Med. 4 (2): 67–70

66 Smith, C., et al. (2002). Acupuncture to treat nausea and vomiting in early pregnancy: a randomized controlled trial. Birth, Mar. 29 (1): 1–9

67 Smith, C.A., and Crowther, C.A. (2001). Acupuncture for induction of labour. Cochrane Database syst. Rev., (1): CD002962

68 Somri, M., et al. (2001) Acupuncture versus odansetron in the prevention of postoperative vomiting. A study of children undergoing dental surgery. Anasthesia, Oct. 56 (10): 927–932

69 Stein, C., et al. Peripheral opioid analgesia. Pain reviews (1997), 4: 173–187

70 Stener-Viktorin, E., Waldenström, U., Andersson, S., Wikland, M. Reduction of blood flow impedance in the uterine arteries of infertile woman with electro-acupuncture. Hum. Repr. (1996), 11: 1314–1317

71 Stux, G., et al. (1998). Akupunktur Lehrbuch und Atlas. Springer-Verlag, Berlin, New York, Heidelberg

72 Taguchi, A., et al. (2002). The effect of auricular acupuncture on anaesthesia with desflurane (In Process Citation), Anaesthesia, Dec. 57 (12): 1159–1163

73 Taylor, D., et al. (2002). A randomized clinical trial of the effectiveness of an acupressure device (relief brief) for managing symptoms of dysmenorrhea. J. Altern. Complement. Med., Jun. 8 (3): 357–370

74 Ternov, K., et al. (1998). Acupuncture for pain relief during childbirth. Acupunct. Electrother. Res., 23 (1): 19–26

75 Tulder, M.W. van, Cherkin, D.C., Berman, B., Lau, L., Koes, B.W. (1999). The effectiveness of acupuncture in the management of acute and chronic low back pain. A systematic review within the framework of the Cochrane Collaboration Back Review Group. Spine, 24: 1113–1123

76 Unschuld, P. (1980). Medizin in China. Eine Ideengeschichte. Beck-Verlag, München

77 Unschuld, P.U. (2000). Chinesische Medizin. Beck-Verlag, München

78 Van Ypersele de Strihou and Vanderweghem (1995). The Tragic Paradigm of Chinese Herbs Nephropathy. Nephrol. Dial. Transplant. 10: 157-160

79 Wang, B.E. (2000). Treatment of chronic liver diseases with traditional Chinese medicine. J. Gastroenterol. Hepatol., 15 Suppl.: E 67–70

80 Wang, S.M., et al. (2001). Auricular acupuncture: a potential treatment for anxiety. Anesth. Analg., Feb. 92 (2): 548–553

81 Wentoft, E., and Dykes, A.K. (2001). Effect of acupressure on nausea and vomiting during pregnancy. A randomised placebo-controlled pilot study. J. Reprod. Med., Sep. 46 (9): 835–839

82 Wieger, L. (1965). Chinese Characters. Their origin, etymology, history, classification and signification. DoverPublications, New York, S. 241

83 Wong, A.M., et al. (1999). Clinical trial of electrical acupuncture on hemiplegic stroke patients. Am. J. Phys. Med. Rehabil., Mar.–Apr. 78 (2): 117–122

84 Wu, W.H., et al. (1999). Effects of qigong on late-stage complex regional pain syndrome. Altern. Ther. Health Med., Jan. 5 (1): 45–54

85 Wu, X., et al. (1999). Traditional chinese diagnostics. Peoples Medical Publishing House

86 Ye, F., et al. (2002). Effects of electro-acupuncture on immune function after chemotherapy in 28 cases (In Process Citation). J. Tradit. Chin. Med., Mar. 22 (1): 21–23

87 You et al. (1998). Helicobacter Pylori Infection, Garlic Intake and Precancerous Lesions in a Chinese Population at Low Risk of Gastric Cancer. Int. J. Epidemiol., Dec. 27 (6): 941–944

88 Young, G., et al. (2002). Interventions for preventing and treating pelvic and back pain in pregnancy. Cochrane database Syst. Rev., (1): CD001139

89 Zeisler, H., et al. (1998). Influence of acupuncture on duration of labor. Gynecol. Obstet. Invest., 46 (1): 22–25

90 Zhang, E. (1988). Chinese massage. Publishing House of Shanghai University of traditional chinese medicine

91 Zhang, E. (1988). Chinese medicated diet. Publishing House of Shanghai University of Traditional Chinese Medicine

92 Zhang, E. (1988). Prescriptions of traditional Chinese medicine. Publishing House of Shanghai University of Traditional Chinese Medicine

Einkaufsführer von HAUG:
Kurz – knapp – fundiert

Damit Sie wirklich „Ihre" Vitamine kaufen

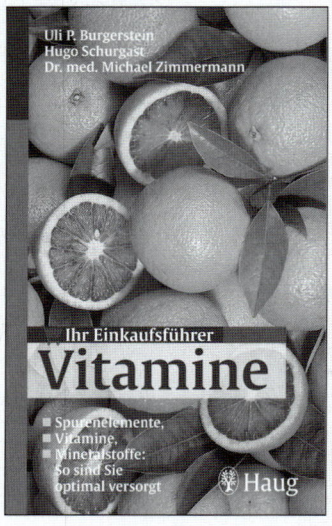

128 S.
€ 7,95 [D] / SFr 14,20
ISBN 3-8304-2086-2

So finden Sie die Phytoöstrogene

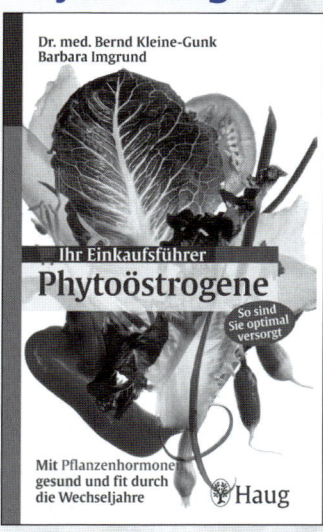

128 S.
€ 7,95 [D] / SFr 14,20
ISBN 3-8304-2089-7

Haug in
MVS Medizinverlage Stuttgart
Postfach 30 05 04
70445 Stuttgart

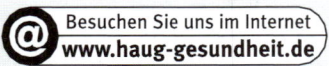

Besuchen Sie uns im Internet
www.haug-gesundheit.de

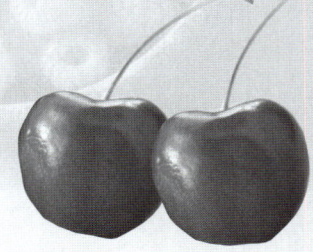

Die schnelle Info, um Lebensmittel richtig zu kombinieren

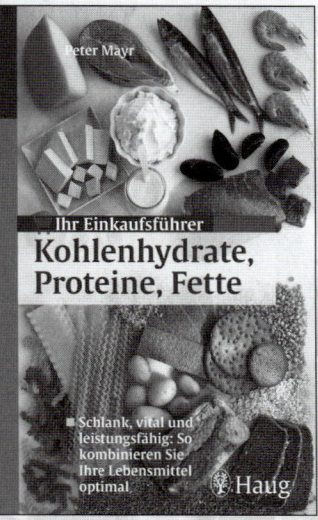

128 S.
€ 7,95 [D] / SFr 14,20
ISBN 3-8304-2090-0

Immer die richtigen Schüßler-Salze zur Hand

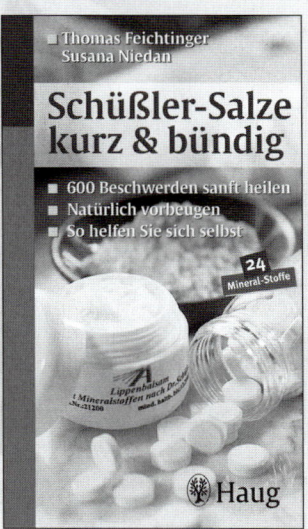

106 S.
€ 6,45 [D] / SFr 12,00
ISBN 3-8304-2054-4

Bringen Sie Ihren Säure-Basen-Haushalt in Balance

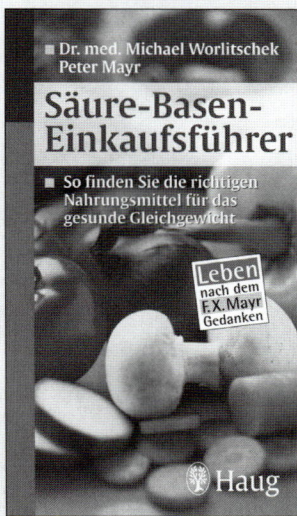

108 Seiten, 3 Abb.
€ 6,45 [D] / SFr 12,00
ISBN 3-8304-2053-6

Einkaufsführer von HAUG:
Kurz – knapp – fundiert

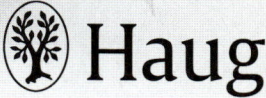
Haug

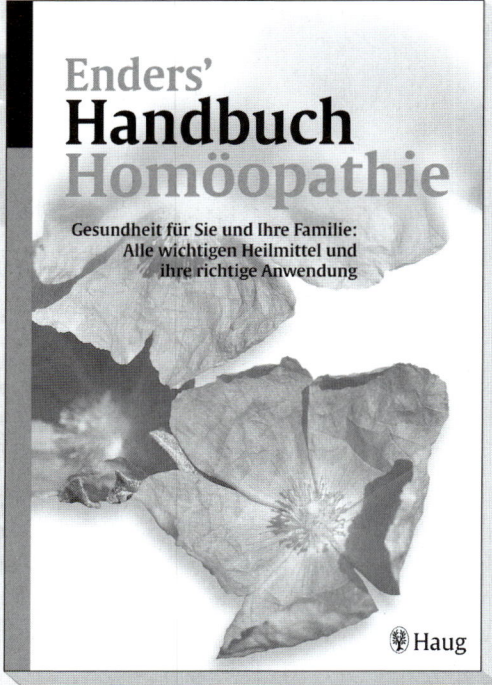
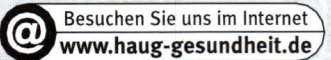
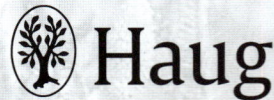

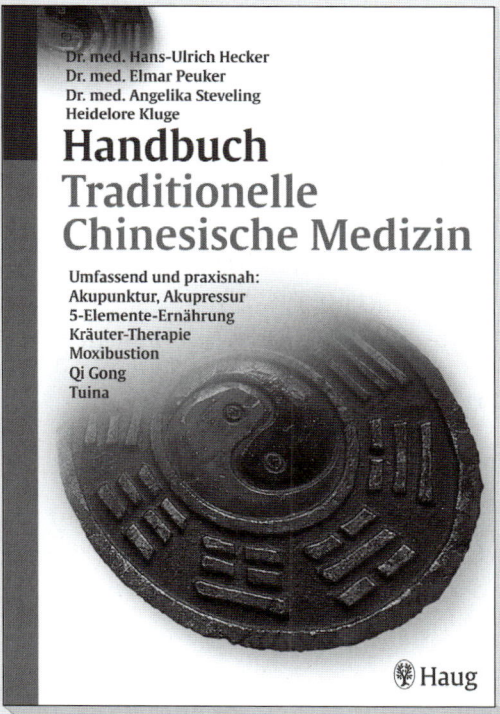
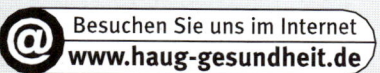
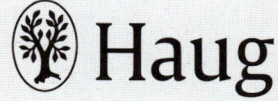